Pflanzliche Arzneimittel – was wirklich hilft

Professor Dr. Robert Fürst

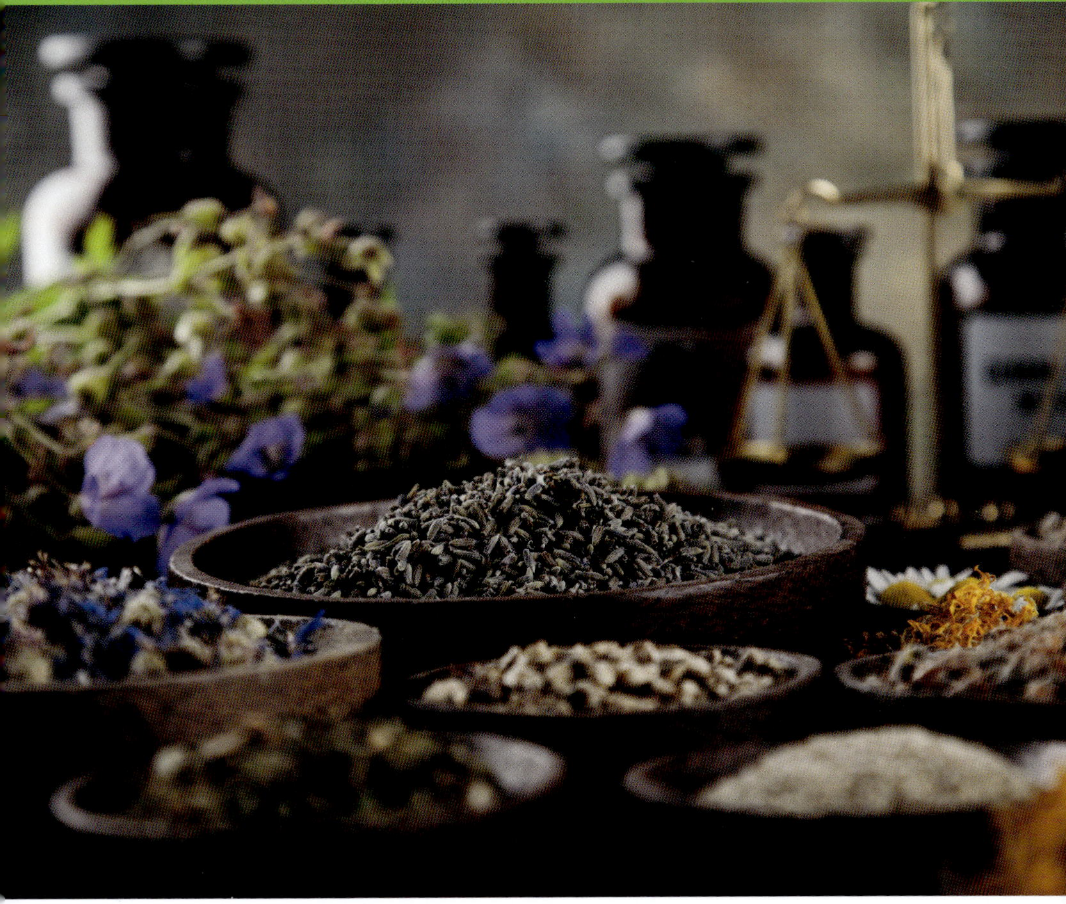

Inhalt

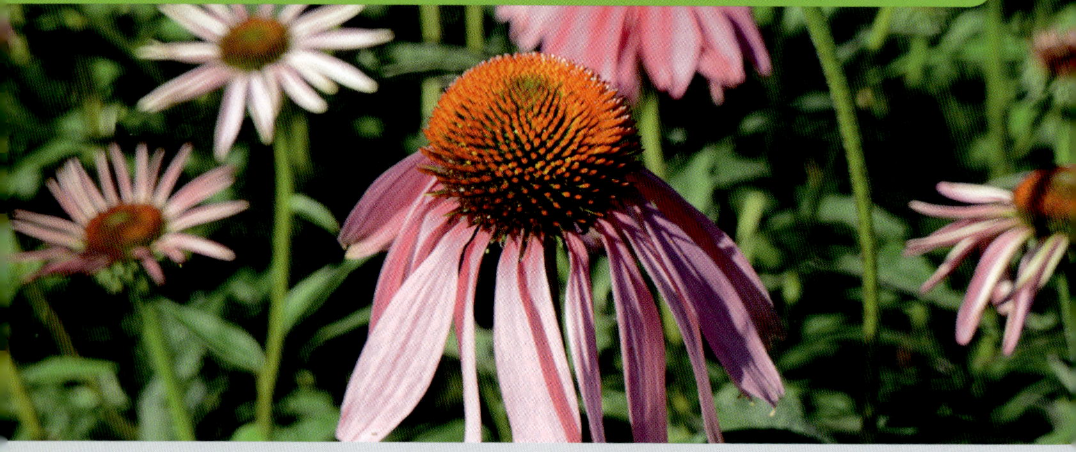

Stand der Arzneimittel: 12/2017

Zu diesem Buch

Haben Sie, liebe Leserin, schon mal ein Arzneimittel aus Kapuzinerkresse und Meerrettich gegen eine Blasenentzündung eingenommen? Oder Sie, lieber Leser, vielleicht ein Präparat aus Sägepalmen und Brennnesseln gegen beginnende Prostatabeschwerden? Dann gehören Sie zu einer großen Gemeinschaft, denn pflanzliche Arzneimittel, die sogenannten Phytopharmaka, werden von vielen Patientinnen und Patienten sehr geschätzt. Immerhin etwa 20 Prozent aller rezeptfreien Arzneimittel, die in Deutschland gekauft werden, sind Phytopharmaka. Besonders ihre milde Wirksamkeit und ihre gute Verträglichkeit werden bei Umfragen als Stärken genannt.

In diesem Buch möchte ich Ihnen zeigen, dass Phytopharmaka ganz besondere Arzneimittel sind. Anders als bei chemisch-synthetischen Präparaten ist der Rohstoff eines Phytopharmakons ein Naturprodukt. Eine hohe Qualität zu gewährleisten, ist daher eine Herausforderung. Ich möchte Ihnen die wichtigsten Kriterien erläutern, die zur Beurteilung von Phytopharmaka nötig sind. Vor allem aber möchte ich Ihnen die folgenden Fragen zur Auswahl von Arzneipflanzen und Phytopharmaka beantworten: Welche Pflanzen können bei bestimmten Erkrankungen sinnvoll eingesetzt werden? Welche Präparate sind aufgrund ihrer Zusammensetzung zu bevorzugen? Und wie ist es um den Nachweis der Wirksamkeit dieser Phytopharmaka bestellt? Es erwarten Sie viele interessante Antworten.

Ich wünsche Ihnen viel Freude beim Lesen, erhellende Einsichten und vor allem gute Erfahrungen mit (den richtig ausgewählten) pflanzlichen Arzneimitteln!

Robert Fürst

Königstein im Taunus, im Januar 2018

Über den Autor

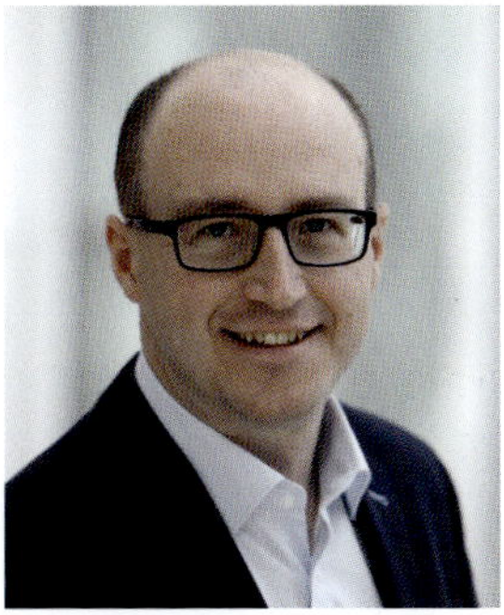

Robert Fürst studierte von 1996 bis 2000 Pharmazie in München. 2001 erhielt er die Approbation als Apotheker. Nach seiner Promotion und Habilitation an der Fakultät für Chemie und Pharmazie der Ludwig-Maximilians-Universität München wurde er 2012 als Professor für Pharmazeutische Biologie an die Goethe-Universität Frankfurt am Main berufen. Dort erforscht er mit seinem Team die zellulären und molekularen Wirkungen von entzündungshemmenden Naturstoffen. Seine Arbeiten zu pflanzlichen Extrakten wurden mit dem renommierten Bionorica-Phytoneering-Preis der Gesellschaft für Arzneipflanzen- und Naturstoff-Forschung ausgezeichnet. Im Bereich der universitären Lehre und auch der beruflichen Fortbildung von Apothekerinnen und Apothekern engagiert er sich stark für die evidenzbasierte Phytotherapie. Er ist Mitglied im Beirat der Gesellschaft für Arzneipflanzen- und Naturstoff-Forschung und Vorsitzender der Landesgruppe Hessen der Deutschen Pharmazeutischen Gesellschaft. Darüber hinaus ist er einer der Herausgeber der wissenschaftlichen Fachzeitschrift Planta Medica.

Die ersten Arzneimittel waren Pflanzen

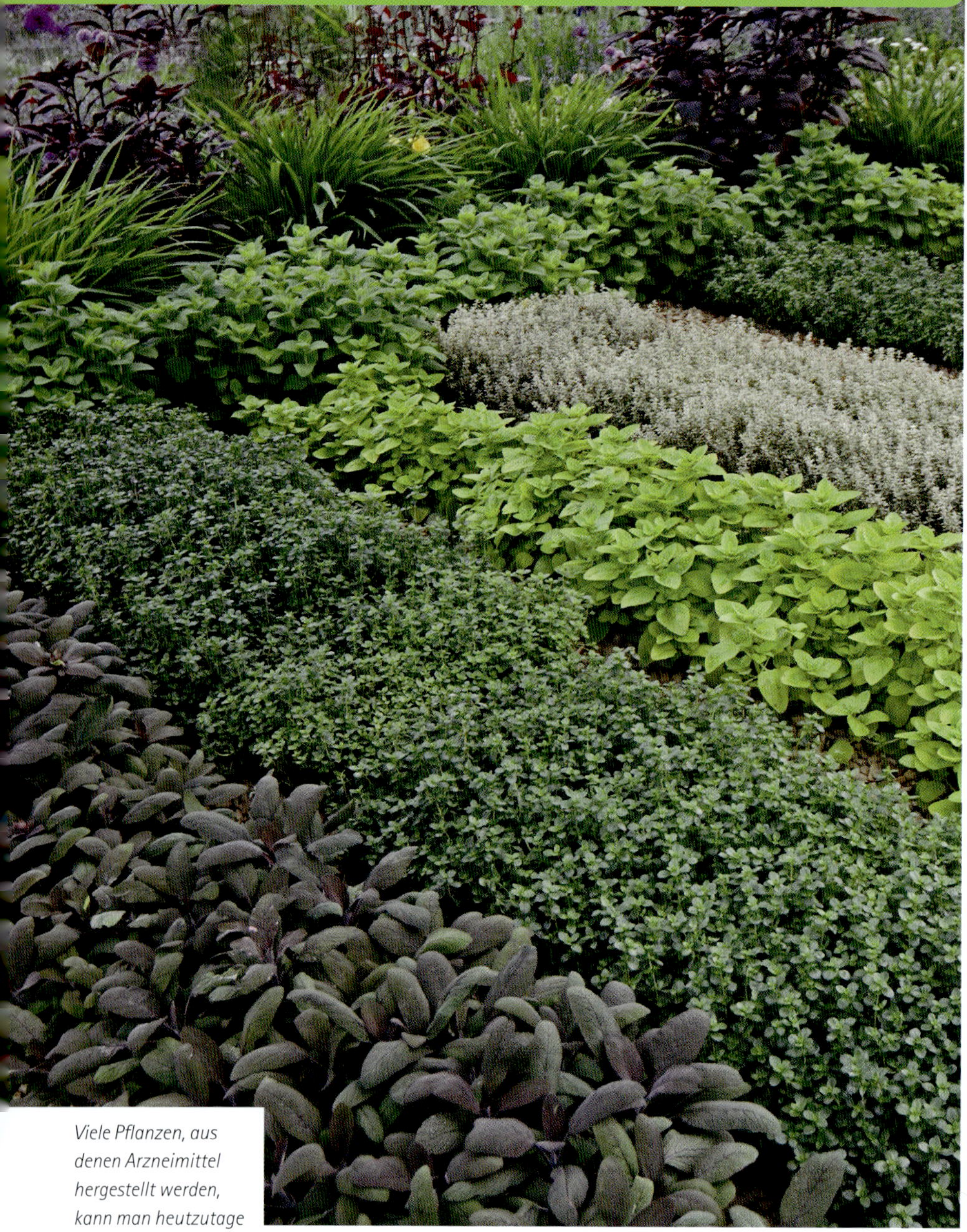

Viele Pflanzen, aus denen Arzneimittel hergestellt werden, kann man heutzutage auch anbauen.

Wissen aus Tausenden Jahren

Krankheiten zu heilen oder zu lindern, ist eines der Grundbedürfnisse des Menschen. Bevor es chemisch-synthetische Arzneistoffe gab, waren wir darauf angewiesen, Heilmittel aus der Natur zu gewinnen. Daher wundert es nicht, dass die Verwendung von Arzneipflanzen so alt ist wie die Medizin selbst. Neben Mineralien und tierischen Stoffen waren bis in das 19. Jahrhundert hinein Pflanzen und daraus hergestellte Präparate die wichtigsten Heilmittel.

Woher das Wissen darüber stammt, welche Pflanze welche Beschwerden lindert, lässt sich nur schwer zurückverfolgen. Forscher haben aber etwas Interessantes beobachtet, das einen Erklärungsansatz bietet: Schimpansen fressen, wenn sie erkrankt sind, ganz bestimmte Pflanzen. Diese Art der „Selbstmedikation" wurde mittlerweile bei vielen Tierarten entdeckt. Wie bei allen Evolutionsprozessen entstand dieses Verhalten in erster Linie durch Zufall: Aufgrund einer (zufälligen) Variante seines Erbguts war ein Tier etwas neugieriger als seine Artgenossen und fraß (zufällig) eine Pflanze, die seine Gesundheit verbesserte. Folglich war das Tier wegen dieses Verhaltens gesünder und hatte mehr Nachkommen.

Die Evolution bezeichnet den Prozess der biologischen Entwicklung der Lebewesen mit der Zeit.

Dieser biologische Auswahlprozess nach dem Prinzip „Versuch und Irrtum" war sicherlich auch für den Menschen wichtig. Bei der Gletschermumie „Ötzi", einem Mann, der vor ungefähr 5300 Jahren lebte, fand man in der Gürteltasche zwei Birkenporlinge. Dieser auf Birken wachsende Pilz ist ungenießbar, und so vermuteten die Forscher, dass Ötzi ihn vielleicht als Arzneimittel genutzt haben könnte. Wie sich in wissenschaftlichen Untersuchungen herausstellte, könnte diese Annahme tatsächlich zutreffen, denn einige Pilzinhaltsstoffe besitzen entzündungshemmende und antibakterielle Eigenschaften.

Im Laufe der Jahrtausende sammelte sich auf allen Kontinenten und in allen Kulturkreisen dieser Erde ein beachtliches Wissen über Heilpflanzen an, das von Generation zu Generation zunächst mündlich weitergegeben wurde. Für uns greifbar wird dieses Wissen erst durch seine schriftliche Überlieferung. Zu den ältesten medizinischen Texten der Menschheit gehört der sogenannte Papyrus Ebers, der um 1550 v. Chr. im alten Ägypten verfasst wurde und heute in der Bibliotheca Albertina in Leipzig aufbewahrt wird. Neben Zaubersprüchen enthält er zahlreiche Anweisungen für die Herstellung von Heilmitteln aus Pflanzen.

Die medizinischen Themengebiete des Papyrus Ebers reichen von Zahnheilkunde über Hautkrankheiten bis zum Herz-Kreislauf-System.

Die wichtigste antike Schrift, die die traditionelle europäische Medizin stark beeinflusste, ist „De materia medica" (Über das Heilmittel) aus dem 1. Jahrhundert n. Chr. Autor ist der Grieche Pedanios Dioskurides, der als Militärarzt für das römische Reich arbeitete. Seine Empfehlungen galten 1500 Jahre lang als Maßstab für die Therapie mit Heilpflanzen. Mehr als 800 pflanzliche Mittel hat Dioskurides in dem Standardwerk erfasst und systematisch beschrieben. Wie er die Pflanzen in alphabetischer Reihenfolge und bezüglich ihrer Herkunft, botanischen Merkmale, Wirkungen und medizinischen Einsatzgebiete darstellte, hat bis heute Vorbildcharakter.

In der Antike entstand ein sehr grundlegendes Konzept, das die Medizin bis ins 19. Jahrhundert hinein prägte: die Vier-Säfte-Lehre. Sie erklärte nicht nur, wie Krankheiten entstehen, sondern auch wie sie behandelt werden können. Der griechische Arzt Galenos von Pergamon (2. Jh.) und der persische Arzt Avicenna (11. Jh.) bauten diese zentrale Theorie weiter zur sogenannten Humoralpathologie aus. Der Vier-Säfte-Lehre zufolge besteht der Körper aus gelber Galle, schwarzer Galle, Schleim und Blut. Den Säften wurden die Qualitäten trocken oder feucht sowie warm oder kalt zugeordnet.

Vier-Säfte-Lehre

	warm	kalt
trocken	gelbe Galle	schwarze Galle
feucht	Blut	Schleim

Krankheiten beruhten laut dieser Lehre auf einem gestörten Gleichgewicht der Säfte. Dementsprechend war es die Aufgabe eines Heilmittels, die Balance der Säfte wiederherzustellen. Wie die Säfte teilte man auch die Heilpflanzen nach den vier Qualitäten ein. Eine Erkrankung, die durch einen Überschuss an Schleim gekennzeichnet war und somit als feucht-kalt eingestuft wurde, beispielsweise eine Erkältung, konnte durch eine trocken-warme Pflanze, zum Beispiel Fenchel, therapiert werden. Im Vergleich zu den uralten Vorstellungen, dass übernatürliche Kräfte oder Götter für Gesundheit und Krankheit verantwortlich sind, stellte die Vier-Säfte-Lehre einen gewissen Fortschritt dar. Die Gelehrten versuchten, sich mit den körperlichen Ursachen von Krankheiten auseinanderzusetzen.

Im Mittelalter sorgten vor allem die Klöster für medizinische Versorgung in Europa. Benedikt von Nursia, der um 529 die erste Benediktinerabtei gründete, prägte das Klosterleben mit seinem Regularium, das unter anderem vorschrieb, Kranke zu versorgen und einen Garten anzulegen. Durch kunstvolle Handschriften wurde das antike Wissen über Heilpflanzen, auf dem die Klostermedizin beruhte, vervielfältigt und weitergegeben. Das um das Jahr 800 entstandene Lorscher Arzneibuch, das in der Staatsbibliothek Bamberg aufbewahrt wird, gilt als das älteste Buch der europäischen Klostermedizin.

Heilpflanzenkundige Mönche und Nonnen fügten dem antiken Wissen volksmedizinische Überlieferungen hinzu und ließen zunehmend auch eigene Erfahrungen in die Texte einfließen. Die

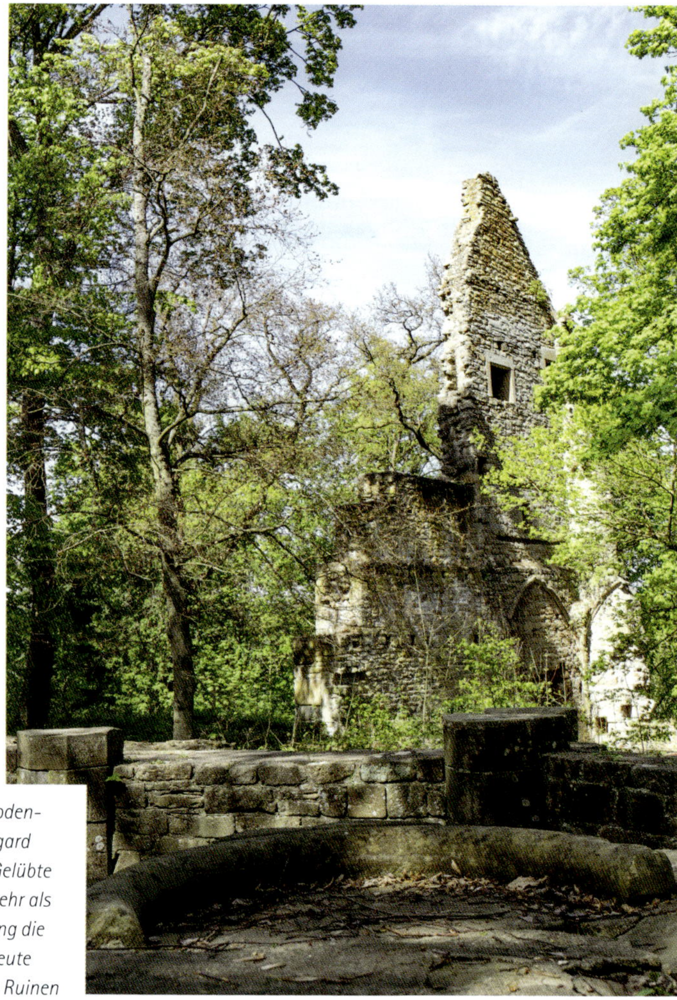

Im Kloster Disibodenberg legte Hildegard von Bingen ihr Gelübte ab und leitete mehr als ein Jahrzehnt lang die Frauenklause. Heute stehen nur noch Ruinen des Klosters.

bekannteste Autorin ist sicherlich die Benediktinerin Hildegard von Bingen, die im 12. Jahrhundert lebte.

Zwischen den Klöstern herrschte ein lebendiger Austausch von Handschriften und Heilpflanzen und auch mit außereuropäischen Kulturkreisen wurde rege Fernhandel betrieben. Besonders der islamische Orient, in dem im Mittelalter die Wissenschaften aufblühten, bereicherte die traditionelle europäische Medizin nachhaltig. Liebstöckel, Sennesblätter und Artischocke sind Beispiele für bekannte Heilpflanzen, die aus dem Orient zu uns kamen.

Von der Tradition in die Moderne

Mit Beginn der Neuzeit verbreitete sich das Wissen über Heilkräuter immer weiter. Die Erfindung des Buchdrucks machte es erheblich einfacher und günstiger, Schriften herzustellen und zu verbreiten. In dieser Zeit entstanden zahlreiche Kräuterbücher, die oft prachtvolle Pflanzenzeichnungen enthielten. Da viele dieser Bücher nicht mehr nur auf Lateinisch verfasst wurden, sondern in der jeweiligen Landessprache, wurden einige von ihnen echte „Bestseller".

Das "Prüller Kräuterbuch" aus dem 12. Jahrhundert ist die erste deutschsprachige Abhandlung über Heilkräuter.

Mit Paracelsus, der eigentlich Theophrastus Bombastus von Hohenheim hieß, trat im 16. Jahrhundert ein Gelehrter auf, der die Vier-Säfte-Lehre fundamental kritisierte. Er entwickelte sein eigenes medizinisches Konzept und betrachtete den Körper und seine Funktionen als Abfolge von chemischen Prozessen, die mit den entsprechenden Substanzen – er verwendete beispielsweise Schwefel oder Quecksilber – beeinflusst werden können.

Von Paracelsus stammt ein bekanntes Zitat, das auch heute noch uneingeschränkt gilt:
„Alle Dinge sind Gift, und nichts ist ohne Gift; allein die Dosis macht's, dass ein Ding kein Gift sei."

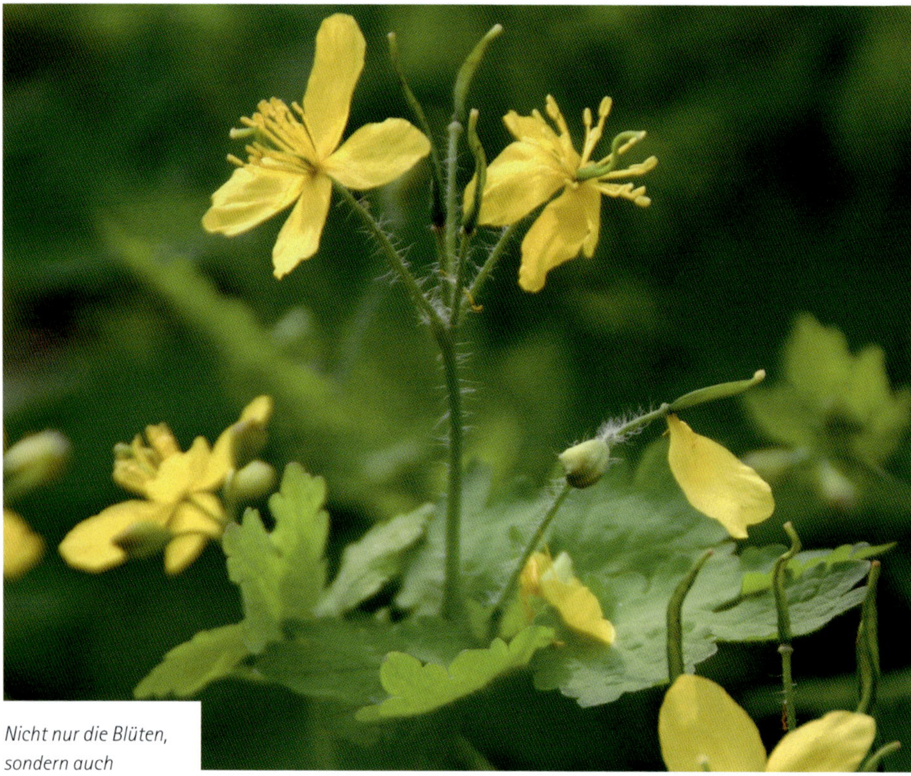

Nicht nur die Blüten, sondern auch der Milchsaft des Schöllkrauts ist gelb. Dadurch wurde es nach der Signaturenlehre zum Heilmittel bei Gelbsucht.

Neben der Alchemie nutzte Paracelsus auch Heilpflanzen. Durch die sogenannte Signaturenlehre versuchte er zu erklären, welche Pflanzen gegen welche Leiden verwendet werden können. Mit dem Begriff Signatur sind Merkmale wie beispielsweise Form, Farbe, Geruch und Struktur gemeint. Die Signaturenlehre geht von Ähnlichkeiten und Verwandtschaften in der gesamten Natur aus. Stimmen die Signaturen einer Krankheit mit denen einer Pflanze überein, weist dies darauf hin, dass die Pflanze zur Behandlung geeignet sein könnte: Bei Nierenleiden setzte man aufgrund ihrer nierenähnlichen Form Bohnen ein, gegen Wunden wurde Johanniskraut benutzt, da die Blätter punktiert sind, und bei Gelbsucht half Schöllkraut wegen seines gelben Milchsafts.

Die Entdeckung Nord- und Südamerikas und der Seewege nach Asien und in den Pazifikraum Ende des 15. und im 16. Jahrhundert bereicherte die Arzneipflanzenkunde ungemein. Viele neue pflanzliche Heilmittel kamen so nach Europa, zum Beispiel die Sarsaparillwurzel zur Syphilis-Behandlung oder die Chinarinde gegen Malaria.

Das Chinin, der Wirkstoff aus der Chinarinde, wird heute noch gegen Malaria eingesetzt.

Mitte des 17. Jahrhunderts begann das Zeitalter der Aufklärung. Der Leitgedanke war: Wage es, deinen Verstand zu benutzen (sapere aude). Auf die Wissenschaften bezogen war damit gemeint, nicht mehr blind antiken und mittelalterlichen Autoritäten und Überlieferungen zu vertrauen, sondern die eigene Vernunft einzusetzen. Nicholas Culpeper, englischer Arzt und Apotheker (1616–1654), war einer der ersten, der versuchte, sich von den alten medizinischen Vorstellungen unabhängig zu machen. Er interessierte sich für die Frage, warum pflanzliche Heilmittel wirken und wie diese Wirkung zustande kommt.

> *Nicholas Culpeper:*
> *„Alle anderen Autoren, die von der Natur der Kräuter geschrieben haben, geben keinerlei Begründung an, warum ein solches Kraut für einen solchen Teil des Körpers geeignet war, noch warum es eine solche Krankheit geheilt hat."*
> *(The Complete Herbal, 1653)*

Mit Beginn der Aufklärung erlebten auch die Naturwissenschaften einen rasanten Aufstieg. Empirisch, also durch eigene Erfahrung und Beobachtung gewonnene, überprüfbare Ergebnisse begannen, sich als der zentrale wissenschaftliche Maßstab herauszukristallisieren. Experimente und Methoden wurden entwickelt, Hypothesen und Theorien aufgestellt und Zusammenhänge bewiesen. Für die Welt der Botanik maßgebend waren die Arbeiten von Carl von Linné (1707–1778), der die auch heute noch gültige Nomenklatur von Pflanzen entwickelte. In seinen Werken benannte und beschrieb er etwa 7300 verschiedene Pflanzen – eine grandiose Leistung.

Der schwedische Naturforscher Carl von Linné brachte Ordnung in die Pflanzen- und Tierwelt. Er schuf die Grundlagen der biologischen Taxonomie, also eines einheitlichen Verfahrens zur Klassifizierung von Lebewesen. Seither besitzt jede Pflanze einen präzisen, eindeutigen wissenschaftlichen Namen auf Latein, der als Gattung (genus) und Art (species) wiedergegeben wird. Der Schlafmohn trägt beispielsweise die korrekte wissenschaftliche Bezeichnung Papaver somniferum L. Das Autorenkürzel L. steht für Linné, der die Pflanze erstmals beschrieben hat.

Die organische Chemie befasst sich mit chemischen Verbindungen, die auf dem Element Kohlenstoff basieren.

Die neuen Verfahren der organischen Chemie erlaubten es, endlich der Frage nachzugehen, was in den Arzneipflanzen enthalten ist und für ihre Wirkung sorgte. Ein Meilenstein war die Isolierung der Substanz Morphin aus Opium, dem getrockneten Milchsaft des Rauschmohns. Sie gelang dem Apotheker Friedrich Sertürner (1783–1841) im Jahr 1804. Er extrahierte damit erstmals das „aktive Prinzip" aus einer Arzneipflanze.

Organisch-chemische Substanzen, die sogenannten Pflanzeninhaltsstoffe, sind es, die für die biologische Wirkung verantwortlich sind. Das 19. Jahrhundert war die goldene Zeit der Entdeckung einer Vielzahl von pflanzlichen Naturstoffen. Einige davon besitzen auch heute noch pharmazeutische Bedeutung und werden in Arzneimitteln verwendet: zum Beispiel Atropin aus der Tollkirsche, Chinin aus der Chinarinde, Salicylsäure aus dem Mädesüß, Colchicin aus der Herbstzeitlosen oder Digitoxin aus dem roten Fingerhut.

Digitoxin und davon abgewandelte Arzneistoffe wirken gegen Herzschwäche.

Die Isolierung starkwirkender Pflanzeninhaltsstoffe legte den Grundstein für die industrielle Produktion und Vermarktung dieser Substanzen als Arzneimittel. Darüber hinaus experimentierten Wissenschaftler damit, diese Stoffe chemisch abzuwandeln, um sie wirksamer oder verträglicher zu machen. Das prominenteste Beispiel hierfür ist sicherlich die Entwicklung der Acetylsalicylsäure, die 1897 als Aspirin auf den Markt kam. Einzelwirkstoffe, insbesondere wenn sie stark wirksam waren, galten als vorteilhaft, da ihre Qualität gut zu kontrollieren war und man sie genau dosieren konnte.

Die Errungenschaften des 18. und 19. Jahrhunderts zeigten also, dass den Pflanzen nicht wie früher angenommen eine magische oder göttliche Kraft innewohnt, die sie zu Heilmitteln macht. Stattdessen enthalten sie eine Vielzahl an chemischen Stoffen, die mit einem biologischen System, dem Menschen, in Wechselwirkung treten und so Krankheiten beeinflussen. Der Mediziner Rudolf Buchheim (1820–1879) und sein Schüler Oswald Schmiedeberg (1838–1921) begannen, diese Wechselwirkung mittels Versuchen an Tieren und am Menschen zu erforschen. Sie gelten als Begründer des Faches Pharmakologie.

In dieser Zeit löste ein naturwissenschaftliches Erklärungsmodell für Krankheiten die Humoralpathologie (Vier-Säfte-Lehre) endgültig ab. Zwar war bereits seit dem 17. Jahrhundert bekannt, dass Pflanzen aus Zellen bestehen, doch erst 1839 konnte Theodor Schwann (1810–1882) dies auch bei Tieren nachweisen. Basierend auf dieser Erkenntnis stellte 1858 Rudolf Virchow (1821–1902) sein Konzept der Zellularpathologie vor: Krankheiten basieren auf Störungen der Körperzellen und ihrer

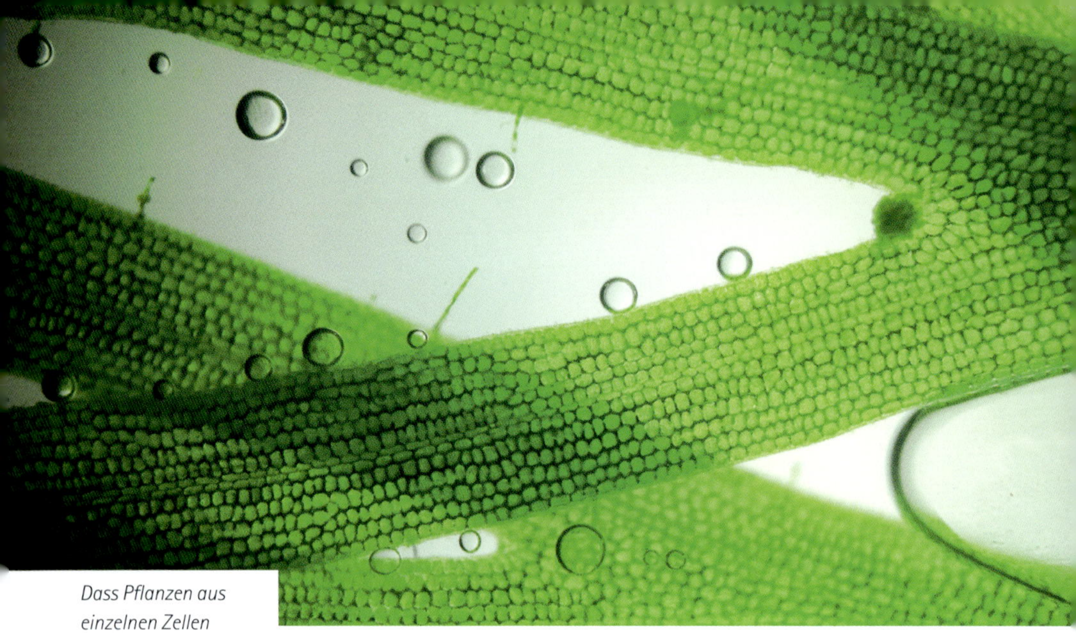

Dass Pflanzen aus einzelnen Zellen bestehen, wie diese Algen, lässt sich in der Vergrößerung gut erkennen.

Funktionen. Arzneistoffe wirken demzufolge, weil sie diese Störungen beeinflussen.

Dass Arzneistoffe ihre Wirkung dadurch entfalten, dass sie an eine bestimmte Zielstruktur im menschlichen Körper binden, zum Beispiel einen Rezeptor, erkannte Paul Ehrlich (1854–1915) an der Wende des 19. zum 20. Jahrhundert. Auf diesem Grundkonzept beruht die gesamte heutige Arzneimitteltherapie und -forschung.

Moderne Phytotherapie

Arzneipflanzen wurden im 19. Jahrhundert zu Lieferanten von isolierten, hochwirksamen Einzelwirkstoffen. Doch der Gedanke, die Pflanze, einen Pflanzenteil oder einen Extrakt daraus – also ein Vielstoffgemisch – weiterhin als Arzneimittel zu nutzen, ging nie ganz verloren. Ein entscheidender Schritt war, dass der französische Arzt Henri Leclerc (1870–1955) die überlieferte

Heilkräuterkunde zur naturwissenschaftlich orientierten Pflanzenheilkunde, der sogenannten Phytotherapie, weiterentwickelte. In Deutschland stieß der Internist Rudolf Fritz Weiss (1895–1991) diesen Wandel an.

Die Phytotherapie begreift sich als Teil der naturwissenschaftlichen Medizin, die im Volksmund Schulmedizin heißt. Sie hat keine eigenen Theorien hinsichtlich des Aufbaus und der Funktionsweise des Körpers, der Entstehung und Diagnose von Krankheiten sowie der Art und Weise wie Wirkstoffe – im Fall der Phytotherapie also ein Gemisch aus Pflanzeninhaltsstoffen – den Körper beeinflussen. Dieser Grundsatz ist immens wichtig, denn er unterstreicht, dass sich die Phytotherapie nicht mit esoterischen Vorstellungen beschäftigt, sondern sich auf einer soliden wissenschaftlichen Basis bewegt.

Die Prüfung und Zulassung eines pflanzlichen Arzneimittels (Phytopharmakon) erfolgt mit genau denselben Verfahren der Chemie, Pharmakologie und Toxikologie wie sie bei chemisch-synthetischen Arzneistoffen genutzt werden. Pflanzliche Arzneimittel sind ebenso wie alle anderen Arzneimittel den drei zentralen Forderungen des Arzneimittelgesetzes nach Qualität, Wirksamkeit und Unbedenklichkeit unterworfen.

Nicht zur Phytotherapie gehören die Homöopathie, die Anthroposophie, die Spagyrik und auch die Bach-Blütentherapie. Diese alternativen Behandlungsmethoden benutzen zwar ebenfalls Arzneipflanzen, sie gehen aber nicht nach naturwissenschaftlichen Konzepten vor.

Die Homöopathie hat der deutsche Arzt Samuel Hahnemann im späten 18. Jahrhundert entwickelt.

Der Phytopharmaka-Markt in Deutschland

Phytopharmaka sind in Deutschland sehr beliebt. Der Anteil der Bevölkerung, der pflanzliche Arzneimittel verwendet, ist in den letzten Jahrzehnten kontinuierlich angestiegen. In Umfragen zeigt sich immer wieder, dass Patienten vor allem schätzen, dass diese Produkte mild wirken und gut verträglich sind. Auch die Wirtschaftszahlen verdeutlichen das: Im Jahr 2016 sorgten rezeptfreie Phytopharmaka in Deutschland für einen Umsatz von 1,2 Mrd. Euro. Der gesamte Markt an sogenannten OTC-Arzneimitteln (OTC = Over The Counter, also „über den Apothekentresen"), die ohne ärztliche Verschreibung in der Apotheke abgegeben werden dürfen, hat eine Größe von 6,6 Mrd. Euro. Phytopharmaka haben daran immerhin einen Anteil von knapp 20 Prozent.

Die wichtigsten Einsatzgebiete von Phytopharmaka geordnet nach den Umsatzzahlen:

- Erkältungskrankheiten
- Magen-Darm-Störungen
- Beschwerden der Prostata und des Harnsystems
- Unruhezustände und nervös bedingte Einschlafstörungen
- Muskel- und Gelenkschmerzen
- Herz-Kreislauf-Störungen und Venenprobleme

Deutschland ist in Europa der mit Abstand größte Phytopharmaka-Markt. Am europäischen Gesamtumsatz pflanzlicher Arzneimittel hat Deutschland einen Anteil von 25 Prozent. Frankreich liegt bei 16 Prozent, Italien bei 13 Prozent, Russland bei 11 Prozent, Polen bei 9 Prozent und Spanien bei 5 Prozent.

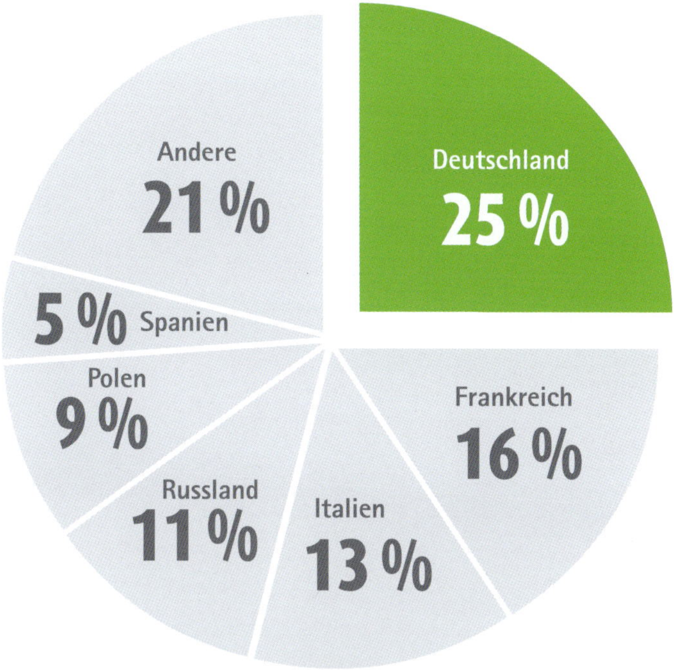

Deutschland ist in Europa der mit Abstand größte Phytopharmaka-Markt.

In den wohlhabenden westlichen Ländern stehen Patienten quasi immer und überall die nötigen chemisch-synthetischen Arzneimittel zur Verfügung. Für die meisten Menschen auf der Erde – Schätzungen gehen von 80 Prozent aus – sind diese Präparate jedoch unerschwinglich. Sie müssen auf die lokal vorhandene traditionelle Medizin vertrauen, vor allem auf einfache und preiswerte Zubereitungen aus Arzneipflanzen, die natürlich keinerlei Qualitäts-, Wirksamkeits- oder Sicherheitsnachweise besitzen. Die Weltgesundheitsorganisation (WHO) bemüht sich seit vielen Jahren, die Versorgungssituation zu verbessern und bei möglichst einfachen Verfahren der Qualitätssicherung zu helfen.

Phytopharmaka: ganz besondere Medikamente

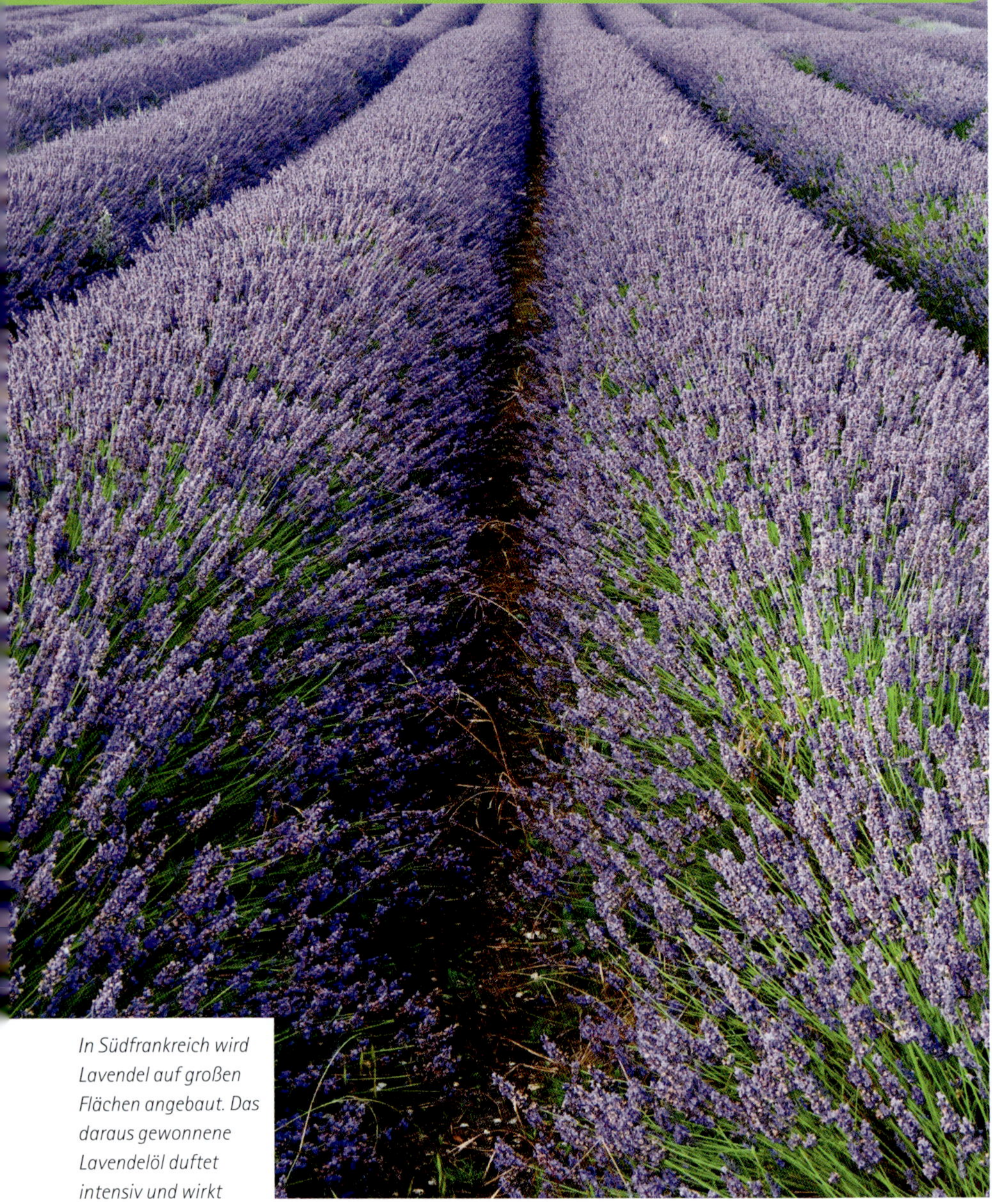

In Südfrankreich wird Lavendel auf großen Flächen angebaut. Das daraus gewonnene Lavendelöl duftet intensiv und wirkt beruhigend.

Regeln für natürliche Rohstoffe

Phytopharmaka unterscheiden sich von chemisch-synthetischen Arzneimitteln, die fast immer aus einem Einzelwirkstoff bestehen (zum Beispiel 500 mg Acetylsalicylsäure), durch ein wesentliches Merkmal: Sie enthalten ein Vielstoffgemisch, das aus einer natürlichen Quelle stammt. Der Rohstoff für dieses Vielstoffgemisch ist stets eine Arzneipflanze.

Die Acetylsalicylsäure, das wohl bekannteste Schmerzmittel, ist von einem pflanzlichen Wirkstoff abgeleitet.

Für Naturprodukte sind Schwankungen ein typisches Merkmal. Bei einer Flasche Wein ist uns das sehr bewusst: Es gibt gute Jahrgänge, und es gibt weniger gute. Durch die von Jahr zu Jahr wechselnden Umweltbedingungen, denen die Weinrebe ausgesetzt ist, schwankt die Qualität des Weins. Bei Arzneimitteln wäre eine große Variabilität allerdings fatal. Würde sich die Menge und die Zusammensetzung der Inhaltsstoffe stets verändern, wäre kein Verlass auf die Wirksamkeit und die Sicherheit des Präparats. Um eine gute Qualität eines pflanzlichen Arzneimittels zu erreichen, setzen die Produzenten bereits am Anfang des Herstellungsprozesses an, also beim Rohstoff Arzneipflanze.

Pflanzen, die zu Phytopharmaka verarbeitet werden, stammen entweder aus Wildsammlungen oder aus Kulturen, also landwirtschaftlichem Anbau. Durch die WHO-Richtlinie GACP (good agricultural and collection practice) werden für beide Gewinnungsarten klare und rechtsverbindliche Regeln aufgestellt, an die sich die Hersteller pflanzlicher Arzneimittel halten müssen.

Beim Anbau lassen sich viele Bedingungen steuern. Ausschlaggebend ist natürlich die Standortwahl, denn jede Arzneipflanze benötigt die für sie optimalen Klima- und Bodeneigenschaften. Aber auch die Anbau- und Erntebedingungen können kontrolliert und standardisiert werden, was sich natürlich sehr positiv auf die Qualität des Rohstoffs auswirkt. Zudem sinkt die Gefahr, die

Pflanzen zu verwechseln oder gar absichtlich zu verfälschen, die bei der Wildsammlung grundsätzlich besteht. Stehen Arzneipflanzen unter Naturschutz, wie beispielsweise gelber Enzian oder Arnika, ist der Anbau die einzige Option.

Durch Züchtung besteht außerdem die altbewährte Möglichkeit, besonders qualitative Pflanzen auszuwählen, die die gewünschten Inhaltsstoffe in hohem Maße enthalten oder eventuell problematische Stoffe kaum noch oder gar nicht mehr produzieren. Einige pharmazeutische Hersteller haben in diesen Bereich stark investiert und über Jahrzehnte hinweg ein Spezialwissen aufgebaut, um durch bestimmte Zuchtsorten eine sehr hohe Qualität des Rohstoffs garantieren zu können.

Beispiele für Arzneipflanzen, die angebaut werden oder aus Wildsammlung stammen:

Anbau	Wildsammlung
Artischocke	Efeu
Ginkgo	Rosskastanie
Kamille	Sägepalme
Lavendel	Teufelskralle
Mariendistel	Weißdorn

Arbeiten die Sammler nicht sorgfältig, besteht die Gefahr, dass die Pflanze nicht nachwächst.

Manche Pflanzen lassen sich bisher nur schlecht anbauen, oder ihre Kultur wäre unwirtschaftlich, so dass auf Wildsammlungen zurückgegriffen werden muss. Die Grundlage hierfür bildet eine intensive Schulung und Überwachung der Sammler, damit sie die richtigen Pflanzen und Pflanzenteile in naturschonender, nachhaltiger Weise gewinnen. Auch hier greift die WHO-GACP-Richtlinie. Die zuständigen Arzneimittelbehörden überwachen, ob die Hersteller die Richtlinie einhalten.

Das Nagoya-Protokoll, das von insgesamt 96 Staaten sowie allen EU-Ländern völkerrechtlich anerkannt wurde, gilt seit 2014 und regelt den Zugang zu sogenannten genetischen Ressourcen und den damit verbundenen Vorteilsausgleich. Ziel des Abkommens ist die Unterbindung der Biopiraterie. Möchte ein pharmazeutisches Unternehmen eine Pflanze aus einem dieser Staaten näher untersuchen, zu einem Phytopharmakon entwickeln und damit Geld verdienen, muss es mit der zuständigen Landesorganisation einen Vorteilsausgleich vereinbaren. Ein Teil der erzielten Gewinne muss also wieder in das Ursprungsland zurückfließen.

Die Mehrzahl der gesammelten oder angebauten Arzneipflanzen wird durch schonende Trocknung haltbar gemacht, bevor eine Weiterverarbeitung stattfindet. In einigen Fällen werden die Pflanzen auch direkt frisch verarbeitet, zum Beispiel im Fall der Artischocke oder des Purpursonnenhuts.

Was Arzneipflanzen mit Drogen zu tun haben

Pharmazeuten bezeichnen getrocknete Pflanzen oder Pflanzenteile als „Droge". Das leitet sich schlicht von dem mittelniederdeutschen Wort dröge für trocken ab. Mit dem, was man heute allgemein unter dem Begriff Droge versteht, also den Rauschdrogen, hat das nur am Rande zu tun. Ein großer Teil der Suchtdrogen wird mittlerweile chemisch hergestellt.

Verbraucher kommen mit Drogen hauptsächlich dann in Berührung, wenn sie sich einen Arzneitee, zum Beispiel aus Pfefferminzblättern oder Kamillenblüten, zubereiten. Nicht alle Drogen eignen sich jedoch als Ausgangsstoffe für einen Tee. Die Apothekerin oder der Apotheker Ihres Vertrauens berät Sie hierzu gerne. Die überwiegende Zahl der gehandelten Drogen bekommt der Verbraucher nie zu Gesicht, denn sie dienen ausschließlich der Herstellung von Phytopharmaka.

Beispiele für pflanzliche Drogen

verwendeter Pflanzenteil	Beispiel
Blüten	Kamillenblüten
Früchte	Mariendistelfrüchte
Samen	Rosskastaniensamen
Kraut	Schafgarbenkraut
Blatt	Pfefferminzblätter
Rinde	Weidenrinde
Wurzel	Baldrianwurzel
Wurzelstock	Ingwerwurzelstock

Der Qualitätsanspruch an pflanzliche Drogen, die der Herstellung von Arzneimitteln dienen, ist sehr hoch und wird im Europäischen Arzneibuch gesetzlich geregelt. Dort finden sich detaillierte Anforderungen an die Identität, die Reinheit und den Gehalt der jeweiligen Droge. Worum es hierbei geht, möchte ich Ihnen im Folgenden erläutern.

Die Identitätsprüfung weist nach, ob es sich um die gewünschte Droge, sprich die richtige Pflanze und den richtigen Pflanzenteil, handelt. Diese erfolgt sowohl mit dem bloßen Auge als auch mit einem Mikroskop. Typische Merkmale, auf die der Prüfer achten muss, sind im Arzneibuch mit Worten beschrieben und in Form von Zeichnungen wiedergegeben. Auch der Geruch und der Geschmack spielen dabei eine Rolle. Zur Identitätsprüfung gehören außerdem chemische Methoden, mit denen die charakteristischen Inhaltsstoffe analysiert und mit Referenzsubstanzen verglichen werden. Das stellt sicher, dass zweifelsfrei die gewünschte Droge vorliegt.

Einen ebenso hohen Aufwand erfordern die verschiedenen Reinheitsprüfungen. Zum Beispiel wird auf „fremde Bestandteile" getestet, also auf andere Pflanzenteile oder gar fremde Pflanzen, auf tierische Verunreinigungen (Insekten) oder auf mineralische Stoffe (Erde). Sehr wichtig sind die Tests auf Pestizidrückstände, auf mikrobielle Kontaminationen durch Bakterien und Pilze, auf Schimmelpilzgifte, auf Schwermetalle und auf pflanzliche Giftstoffe. Diese Testverfahren garantieren, dass die Drogen rein sind und ohne Gefahr verwendet werden können.

Neben Identität und Reinheit muss eine Droge den hohen Ansprüchen an den Gehalt genügen: Das Arzneibuch schreibt bei jeder Droge vor, welche Menge an einem bestimmten

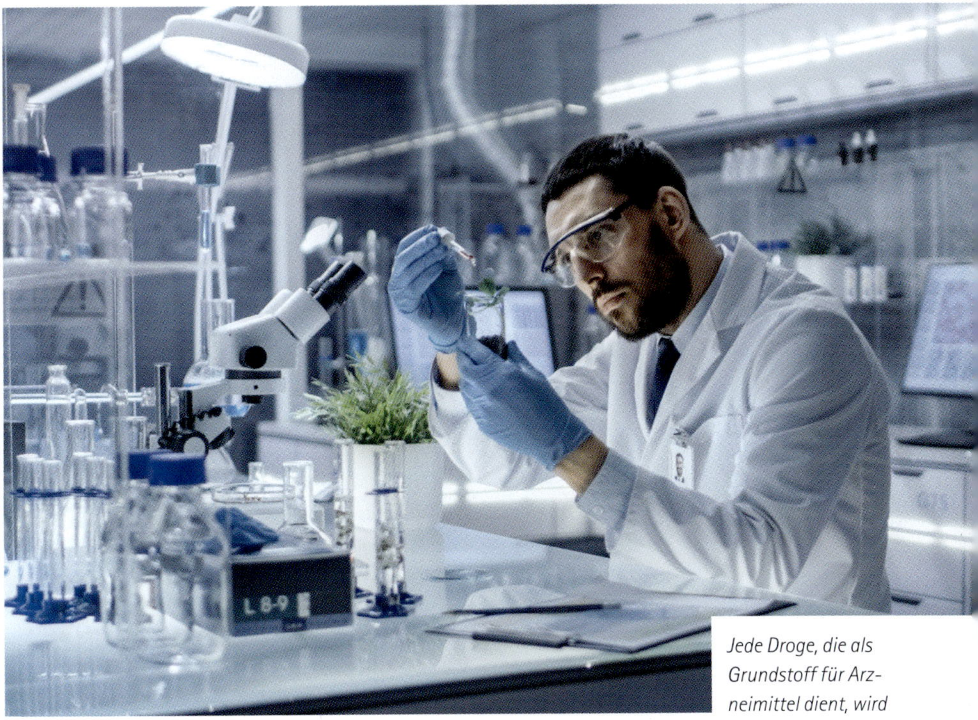

Jede Droge, die als Grundstoff für Arzneimittel dient, wird genau geprüft.

Inhaltsstoff oder einer Inhaltsstoffgruppe enthalten sein muss, um als arzneibuchkonform zu gelten. Nur wenn der Gehalt stimmt, darf die Droge zu einem Arzneimittel verarbeitet werden. Das gewährleistet, dass eine geeignete Menge der wichtigen Inhaltsstoffe tatsächlich vorhanden ist.

Beispiel für eine Gehaltsvorschrift

Bei Pfefferminzblättern schreibt das Europäische Arzneibuch vor, dass pro Kilogramm Droge (ganze Blätter), 12 ml ätherisches Öl enthalten sein müssen. Liegt der Gehalt niedriger, entspricht die Droge nicht den Anforderungen und ist nicht zur weiteren Verarbeitung geeignet. Zum Vergleich: Bei einem Lebensmittel-Tee aus Pfefferminzblättern fordert das Lebensmittelbuch lediglich 6 ml ätherisches Öl pro Kilogramm.

Die Herstellung eines pflanzlichen Arzneimittels ist nicht weniger aufwendig als die eines synthetischen Präparats.

Die strengen Vorgaben der pharmazeutischen Regelwerke schlagen sich natürlich auch auf den Preis für pflanzliche Drogen nieder. Nichtsdestotrotz zahlen sich die strikten Anforderungen aus, denn eine hohe Qualität des Rohstoffs ermöglicht es erst, ein hochwertiges Phytopharmakon herzustellen.

Nur das Beste aus der Pflanze: der Extrakt

Pflanzliche Arzneimittel enthalten entweder zerkleinerte, pulverisierte Droge oder – in den meisten Fällen – einen Auszug, fachsprachlich Extrakt. Dieser kann flüssig (Fluidextrakt, Tinktur), halbfest (Dickextrakt) oder fest (Trockenextrakt) sein. Trockenextrakte sind die häufigste Form der Zubereitung.

Beispiele für Extrakte

Fluidextrakt/ Tinktur	Dickextrakt	Trockenextrakt
Baldrian-Tinktur	Cayennepfeffer-Dickextrakt	Ginkgoblätter-Trockenextrakt
Myrrhen-Tinktur	Thymiankraut-Dickextrakt	Efeublätter-Trockenextrakt
Salbei-Tinktur	Sägepalmenfrüchte-Dickextrakt	Johanniskraut-Trockenextrakt

Ethanol kennen die meisten als die Art von Alkohol, die auch in Getränken wie Wein oder Bier enthalten ist.

Die Extraktion erfolgt überwiegend mit organischen Lösungsmitteln, vor allem mit Ethanol-Wasser-Mischungen, aber auch Methanol, Ethylacetat oder Aceton kommen zum Einsatz. Das Lösungsmittel dient dazu, die gewünschten Inhaltsstoffe aus dem Pflanzenmaterial herauszulösen, und wird daher auch Auszugsmittel genannt. Nur sehr selten kann Wasser als Auszugsmittel verwendet werden. Die meisten Pflanzeninhaltsstoffe, die eine medizinische Wirkung entfalten, sind in reinem Wasser sehr schlecht oder sogar unlöslich. Ein Beispiel, bei dem es funktioniert, ist der Artischockenblätter-Trockenextrakt.

Die Chemie der gewünschten Inhaltsstoffe entscheidet also darüber, welches Auszugsmittel geeignet ist. Für Fluidextrakte und Tinkturen sind nur Ethanol-Wasser-Mischungen erlaubt, da sie zur direkten Einnahme gedacht sind. Bei Trockenextrakten wird, wie der Name schon sagt, das Auszugsmittel vor der weiteren Verarbeitung – zum Beispiel zu einer Tablette oder Kapsel – entfernt. Manche Auszugsmittel sind für den Menschen giftig. Um die Sicherheit der Patienten nicht zu gefährden, schreibt das Europäische Arzneibuch genau vor, welche Rückstandsmengen an Auszugsmitteln in den Trockenextrakten vorhanden sein dürfen.

Die genauen Bedingungen der Extraktion, also beispielsweise die Temperatur des Auszugsmittels oder die Extraktionsdauer und das verwendete technische Verfahren, sind ein streng gehütetes Firmengeheimnis und können in bestimmten Fällen sogar patentiert werden.

Auf Inhaltsstoffe eingestellt: Extrakt-Typen

Fachleute teilen Extrakte in verschiedene Kategorien ein. Maßgeblich dabei sind die Inhaltsstoffe, die etwas mit der medizinischen Wirkung zu tun haben:

Standardisierter Extrakt:

Bei diesem Extrakt-Typ ist genau bekannt, welcher Stoff oder welche Stoffgruppe für die Wirksamkeit verantwortlich ist. Diese wirksamkeitsbestimmende Substanz kann aus dem Extrakt oder der Droge isoliert werden und erzeugt im Menschen dieselbe Wirkung wie der Extrakt. Theoretisch könnte man also auf die anderen Substanzen im Extrakt verzichten. Ein schönes Beispiel hierfür sind Trockenextrakte aus Mariendistelfrüchten. Die alleinig wirksame Stoffgruppe wird Silymarin genannt. Phytopharmaka, die einen Mariendistelfrüchte-Trockenextrakt enthalten, werden demzufolge auf eine bestimmte Menge an Silymarin eingestellt, man sagt auch standardisiert. Jede Kapsel oder Tablette des Präparats enthält also stets dieselbe Menge an Silymarin. Neben der Mariendistel gehören beispielsweise auch Extrakte aus der Rosskastanie zu diesem Extrakt-Typ. Hier ist Aescin die wirksame Komponente.

Quantifizierter Extrakt:

In diesen Extrakten kennt man zwar Stoffe, die für die Wirksamkeit mitverantwortlich sind. Wenn sie isoliert und am Menschen

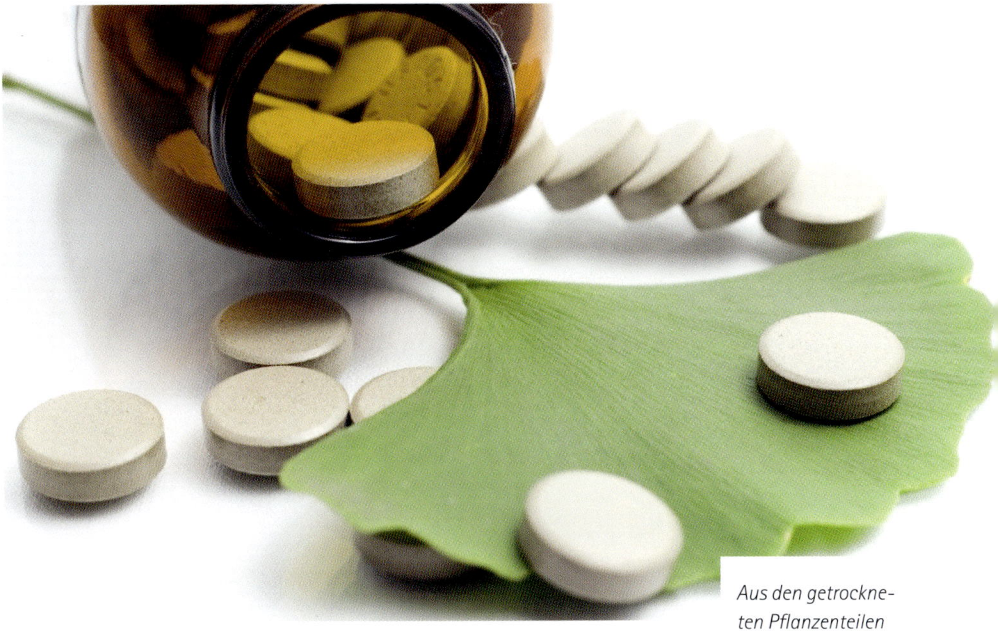

Aus den getrockneten Pflanzenteilen wird meist ein Extrakt hergestellt, der dann z. B. in Tabletten verarbeitet wird.

getestet werden, erzeugen sie aber nicht die Wirkung des gesamten Extrakts. Daher bezeichnet man diese Stoffe auch als wirksamkeitsmitbestimmende Substanzen. Sie leisten einen Beitrag zur Wirkung und sind unverzichtbar, sorgen aber nicht allein für die Wirkung. Ginkgo-Extrakte sind ein Paradebeispiel für quantifizierte Extrakte. Sie enthalten stets eine bestimmte Menge an Flavonglykosiden und Terpenlactonen. Durch die technisch meist recht aufwendige Quantifizierung wird gewährleistet, dass der Patient immer die gleiche Menge an relevanten Pflanzenstoffen pro Dosis zu sich nimmt.

„Anderer" Extrakt:

Dieser Extrakt-Typ fällt in keine der beiden oben genannten Kategorien. Einzelne Substanzen oder Substanzgruppen, die für die Wirkung ausschlaggebend sind oder an der Wirkung Anteil haben, sind unbekannt. Natürlich muss auch hier gewährleistet sein, dass die Zusammensetzung des Extrakts möglichst wenig variiert. Um einen Anhaltspunkt zu bekommen, greifen die Hersteller auf sogenannte analytische Marker zurück. Dabei handelt es sich um Pflanzeninhaltsstoffe, deren Menge mit chemischen Methoden gut zu messen ist. Der Anteil des Markers im Extrakt wird bei der Herstellung in bestimmten Spannen konstant gehalten. Analytische Marker braucht der Hersteller nicht anzugeben, und sie sind auch nicht auf der Verpackung zu finden.

Was die Angaben auf der Packung bedeuten

Kann man bei einem Phytopharmakon als Verbraucher erkennen, um welchen Extrakt-Typ es sich handelt? Ja, das kann man, denn die Deklaration der wichtigsten Merkmale eines Extrakts ist gesetzlich vorgeschrieben. Sie findet sich sowohl auf der Arzneimittelpackung als auch in der Packungsbeilage. Angegeben werden

- die genaue Menge und Art des Extrakts (Trockenextrakt, Dickextrakt, Fluidextrakt/Tinktur),
- die verwendete Droge (Pflanze und Pflanzenteil),
- die Art und Konzentration des Auszugsmittels und
- das sogenannte Droge-Extrakt-Verhältnis.

Je nach Extrakt-Typ gehört auch noch die Angabe der Substanz(en) dazu, auf die standardisiert oder quantifiziert wurde.

Das Droge-Extrakt-Verhältnis

Ein sehr wichtiges Merkmal von Extrakten ist das Droge-Extrakt-Verhältnis, kurz DEV. Es gibt das Verhältnis der Masse der eingesetzten Droge zur Masse des erhaltenen Extrakts an. Beispiel: Ein für Trockenextrakte typisches Verhältnis von 5–7:1 würde bedeuten, dass der Hersteller 5 bis 7 Gramm einer Droge verwendet und daraus 1 Gramm Extrakt gewinnt.

Manche Extrakte werden aufgrund ihrer besonders aufwendigen Herstellung als Spezialextrakte oder auch gereinigte Extrakte bezeichnet. Extrakte aus Ginkgo-biloba-Blättern sind hierfür wieder ein sehr gutes Beispiel. Das Besondere daran ist die Anreicherung erwünschter Inhaltsstoffe (Flavonglykoside, Terpenlactone) und eine Abreicherung von unerwünschten oder sogar schädlichen Stoffen (Ginkgolsäuren). Bei gereinigten Extrakten treten meist sehr hohe Drogen-Extrakt-Verhältnisse auf: Da die Pflanzeninhaltsstoffe stark konzentriert werden, benötigt man eine große Menge der Droge und erhält daraus eine vergleichsweise geringe Menge an Extrakt. Anders formuliert bedeutet ein hohes DEV, dass gezielt nur die Inhaltstoffe aus der Arzneipflanze entnommen werden, die man medizinisch haben möchte.

Beispiel einer Packungsangabe:

Wirkstoff: *120 mg Trockenextrakt aus Ginkgo-biloba-Blättern (35–67:1),* **Auszugsmittel***: Aceton 60 Prozent. Der Extrakt ist quantifiziert auf 26,4–32,4 mg Flavonoide, berechnet als Flavonoidglykoside, sowie 6,0–8,4 mg Terpenlactone, davon 3,36–4,08 mg Ginkgolide A, B und C und 3,12–3,84 mg Bilobalid, und enthält unter 0,6 µg Ginkgolsäuren pro Filmtablette.*

Alkohol in Phytopharmaka

Ethanol und Ethanol-Wasser-Mischungen sind aufgrund ihrer sehr guten Lösungseigenschaften für pflanzliche Inhaltsstoffe und ihrer konservierenden Wirkung ideale Extraktionsmittel. Eltern machen sich häufig Sorgen darüber, ob die Menge an Ethanol, die ihr Kind durch ein pflanzliches Arzneimittel zu sich nimmt, zu groß und damit eventuell schädlich sein könnte. Zahlreiche durchgeführte Studien belegen, dass bei korrekter Dosierung des Arzneimittels keinerlei Anlass zur Besorgnis besteht. Ein hilfreicher Vergleich: Ethanol kommt in geringen Mengen auch in Lebensmitteln vor, wie beispielsweise zu 0,3 Prozent in Bananen oder zu 0,4 Prozent im Apfelsaft. Isst ein Kind eine halbe Banane, also etwa 50 g, so nimmt es 0,15 g Ethanol auf. Das entspricht in etwa der gleichen Menge Alkohol, die in 10 Tropfen eines Phytopharmakons enthalten ist, das aus 30 Prozent Alkohol besteht.

Selbstgemachte Extrakte: Arzneitees

Apotheken fertigen auf Wunsch auch spezielle Teemischungen an.

Auch ein Tee, den Sie sich selbst zubereiten, ist eine Form des Extrakts. Das Auszugsmittel ist in diesem Fall Wasser. Arzneitees sind eine sehr alte und sehr beliebte Form, um Arzneipflanzen zu nutzen. Sie kommen als mild wirkende Arzneimittel vor allem bei leichteren Beschwerden zum Einsatz. Neben Einzeldrogen werden gerne auch Drogen-Mischungen verwendet, zum Beispiel Husten- und Bronchialtees, Magen- und Darmtees, Beruhigungstees oder Blasen- und Nierentees.

Wer sich einen Arzneitee kocht, muss jedoch bedenken, dass es sich dabei nicht um ein genaues und reproduzierbares Verfahren handelt. Das Ergebnis ist, wie wir aus dem Alltag wissen, stark von der Menge der Droge, der Menge und Temperatur des

Wassers und natürlich von der Zeit abhängig, die der Tee zieht. Für stark wirkende Inhaltsstoffe sowie für alle Drogen, die stets in der exakt gleichen Dosis angewendet werden müssen, eignet sich eine Teezubereitung daher nicht. Dazu kommt, dass nur die wasserlöslichen Pflanzenstoffe in die Teezubereitung gelangen. Sobald die wirksamen Substanzen eher fettlöslich sind – was bei den meisten Arzneipflanzen der Fall ist – hat Wasser keine Chance mehr.

Teedrogen selbst sammeln?

Arzneipflanzen aus der freien Natur selbst zu sammeln und zu trocknen, birgt mitunter Probleme. Die gewünschte Pflanze muss treffsicher erkannt werden, sollte frei von Umweltgiften sein und muss richtig getrocknet und gelagert werden. Bei der Pfefferminze aus dem eigenen Garten ist das sicher kein großes Problem. Aber wussten Sie beispielsweise, dass wildwachsender Beinwell oder Schöllkraut giftige Stoffe enthalten und sich daher nicht zur Teezubereitung eignen? Tipp: Fragen Sie in der Apotheke nach, ob ihr selbstgesammelter Tee unbedenklich ist. Oder greifen Sie gleich zu geprüfter und qualitätsgesicherter Apothekenware und fertigen Arzneitees.

Arzneitees unterliegen den strengen Regelungen und besonderen Qualitätsanforderungen des Arzneibuchs, sind aber nicht in allen Fällen apothekenpflichtig, so dass manche Tees auch im Einzelhandel (Supermarkt, Drogeriemarkt) verkauft werden dürfen. Auf den Packungen ist aber stets klar gekennzeichnet, dass es sich um einen Tee für arzneiliche Zwecke handelt. Außerdem ist das Anwendungsgebiet angegeben. Den Unterschied zu Lebensmitteltees kann der Verbraucher also gut erkennen.

Komplexe Rechtslage: zugelassen oder registriert?

Seit dem Inkrafttreten des Arzneimittelgesetzes im Jahr 1978 müssen Arzneimittel, bevor sie auf den Markt kommen, durch eine staatliche Behörde zugelassen werden und den Nachweis ihrer Qualität, Wirksamkeit und Unbedenklichkeit erbringen. Für pflanzliche Arzneimittel gilt diese Regelung genauso.

Für die europaweite Zulassung von Arzneimitteln ist die Europäische Arzneimittel-Agentur (European Medicines Agency, EMA) zuständig. In Deutschland entscheidet das Bundesinstitut für Arzneimittel und Medizinprodukte (BfArM) in Bonn darüber.

Natürlich waren schon vor 1978 viele Arzneimittel, auch Phytopharmaka, auf dem Markt. Im Rahmen der sogenannten Nachzulassung, die von 1990 bis Ende 2005 lief, mussten allerdings alle Präparate nachweisen, dass sie die strengen Kriterien des Arzneimittelgesetzes erfüllen. Gelang ihnen dieser Nachweis nicht, mussten sie vom Markt genommen werden.

Für pflanzliche Arzneimittel gibt es in Europa seit 2004 drei verschiedene Möglichkeiten, die behördliche Genehmigung als Arzneimittel zu erlangen:

Vollzulassung:

Der Hersteller muss die Wirksamkeit und Unbedenklichkeit seines Präparats eigenständig und in vollem Umfang nachweisen. Insbesondere sind sehr aufwendige klinische Studien am Menschen nötig, um zu beweisen, dass das Arzneimittel die gewünschte medizinische Wirkung hat. Die Nebenwirkungen werden aus den Daten der klinischen Studie durch eine Nutzen-Risiko-Analyse bewertet. Vollzulassungen kommen bei Phytopharmaka eher selten vor.

Zulassung auf Basis der sogenannten „anerkannten medizinischen Verwendung", auch well-established use genannt:

Hier muss der Hersteller keine eigenen klinische Studien durchführen. Voraussetzung ist, dass der Wirkstoff, also zum Beispiel ein bestimmter Extrakt, seit mehr als zehn Jahren in einem Land der EU angewendet wird und bereits eine positive klinische Studie für diesen Wirkstoff vorhanden, also veröffentlicht, ist.

Registrierung aufgrund der „traditionellen Verwendung" (traditional use):

Der Nachweis der Wirksamkeit beruht auf den langjährigen Erfahrungen mit dem Wirkstoff. Er wird mindestens seit 30 Jahren medizinisch verwendet, davon mindestens 15 Jahre in einem Land der EU. Traditional-use-Präparate sind dazu geeignet, ohne ärztliche Aufsicht in der Selbstmedikation angewendet zu werden. Man erkennt sie an folgendem, auf der Packung aufgedruckten Wortlaut: „Traditionelles pflanzliches Arzneimittel, das ausschließlich aufgrund langjähriger Anwendung für das Anwendungsgebiet registriert ist".

Durch die europäisch einheitliche Regelung ist garantiert, dass alle pflanzlichen Arzneimittel ihre Qualität nachweisen und vor allem auch ihre Unbedenklichkeit demonstrieren müssen. Für den Verbraucher sind diese Kategorien allerdings nicht einfach zu durchschauen, vor allem im Hinblick auf die Frage, ob ein Präparat eigene Wirksamkeitsbelege, also eigene klinische Studien aufweisen kann. Für welche Extrakte und pflanzlichen Arzneimittel eine Wirkung wissenschaftlich nachgewiesen ist, erfahren Sie in diesem Buch im Kapitel „Phytopharmaka, die wirken".

Was die Kassen noch bezahlen

Durch das „Gesetz zur Modernisierung der gesetzlichen Krankenversicherung", das am 1. Januar 2004 in Kraft trat, erfolgte ein radikaler Einschnitt in das Gesundheitssystem. Die Erstattung aller OTC-Präparate durch die gesetzliche Krankenversicherung wurde abgeschafft. Sie gilt nur noch für Kinder bis zum 12. Lebensjahr. Da nur sehr wenige Phytopharmaka verschreibungspflichtig sind, können Ärzte diese Präparate seither – mit wenigen Ausnahmen – nicht mehr auf Kassenrezept verordnen. Apothekenkunden müssen die Kosten für pflanzliche Arzneimittel also vollständig selbst tragen.

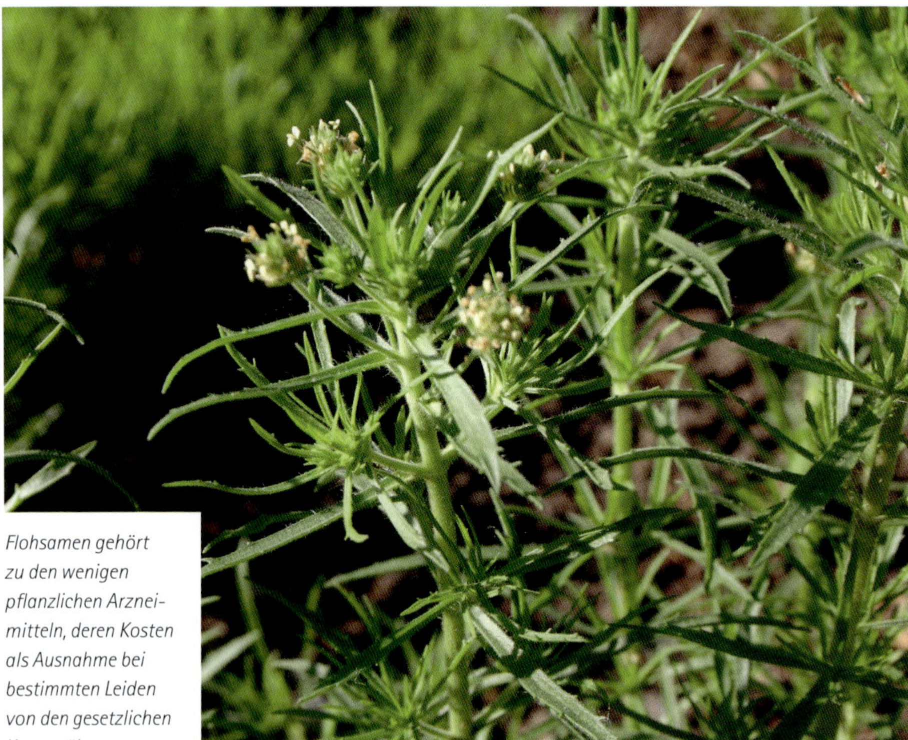

Flohsamen gehört zu den wenigen pflanzlichen Arzneimitteln, deren Kosten als Ausnahme bei bestimmten Leiden von den gesetzlichen Kassen übernommen werden.

2012 wurden diese Regelungen etwas gelockert. Seither dürfen gesetzliche Kassen als individuelle und freiwillige Satzungsleistung OTC-Produkte erstatten. Einige Krankenkassen bieten seitdem die teilweise Übernahme der Kosten von Phytopharmaka, die auf einem grünen Rezept verordnet wurden, bis zu einer jährlichen Höchstgrenze an.

Welche Präparate erstattet werden und wo die Höchstgrenze dafür liegt, erfahren Sie bei Ihrer Krankenkasse.

Pflanzen auf der Ausnahmeliste

Folgende pflanzliche OTC-Präparate werden von der gesetzlichen Krankenversicherung erstattet: Flohsamen und Flohsamenschalen bei Morbus Crohn, Kurzdarmsyndrom und HIV-assoziiertem Durchfall; Ginkgoblätter-Extrakt zur Demenzbehandlung; Mistelpräparate zur Injektion für die palliative Therapie von Krebserkrankungen zur Verbesserung der Lebensqualität.

Studien zeigen, ob ein Mittel wirkt

Ein Arzneimittel ist nur dann sinnvoll, wenn es eine Krankheit lindert oder heilt. Vielleicht haben Sie beim Lesen der letzten Abschnitte gestaunt, wie kompliziert ein pflanzliches Arzneimittel ist und sich gefragt, ob sich der ganze Aufwand wirklich lohnt. Die klare Antwort hierauf lautet: Ja. Nur, wenn die Qualität stimmt und die Pflanzeninhaltsstoffe in möglichst konstanter Menge und Zusammensetzung vorhanden sind, kann man sich darauf verlassen, dass das Mittel wirkt. Anders gesagt: Wirksamkeit darf nicht dem Zufall überlassen werden. Von der Seite eines Herstellers betrachtet bedeutet das, dass er in Tests mit pflanzlichen Arzneimitteln nur dann eine Wirkung nachweisen kann, wenn die Qualität des Präparats stimmt.

Ob ein Arzneimittel wirksam ist, entscheidet sich in klinischen Studien, in denen das Prüfpräparat, auch Verum genannt, mit einem wirkstofflosen Placebo-Präparat oder mit einem bereits zugelassenen Arzneimittel verglichen wird. Die Zahl der Teilnehmer und die Länge der Beobachtungszeit beeinflussen nicht nur, wie teuer eine klinische Studie ist, sondern auch, ob therapeutische Effekte überhaupt erfasst werden können. Nur bei einer ausreichend hohen Zahl an Testpersonen und einer für die Erkrankung sinnvoll gewählten Behandlungszeit lässt sich eine gute Aussage erzielen. Bevor eine klinische Studie beginnt, müssen jedoch eine Ethikkommission und das Bundesinstitut für Arzneimittel und Medizinprodukte den Versuchsaufbau genehmigen.

Aussagekräftige Studien

Der Goldstandard eines Wirksamkeitsbelegs ist eine randomisiert und kontrolliert durchgeführte klinische Studie (randomised controlled trial, RCT). Randomisiert bedeutet, dass die Patienten zufällig in die Verum- oder Placebo-Gruppe eingeteilt werden. Kontrolliert ist eine Studie dann, wenn gegen ein Placebo-Arzneimittel oder gegen ein Referenz-Arzneimittel verglichen wird. Wenn weder die Testperson, noch der behandelnde Arzt weiß, ob das verwendete Präparat Verum oder Placebo ist, dann spricht man von einer doppelblinden Studie. Einen noch höherwertigeren Wirksamkeitsbeleg liefern sogenannte Metaanalysen, in die die Daten mehrerer RCTs einfließen.

Evidenzbasierte Medizin bedeutet, den individuellen Patienten auf Grundlage der besten zur Verfügung stehenden Daten zu versorgen. Eine therapeutische Maßnahme benötigt also wissenschaftliche Belege, die ihre Wirksamkeit untermauern. Die Qualität dieser Belege wird Evidenzgrad genannt und in verschiedene Stufen eingeteilt:

Stufe 1a	mindestens eine Metaanalyse aus mehreren RCTs vorhanden
Stufe 1b	mindestens eine RCT vorhanden
Stufe 2a	mindestens eine kontrollierte Studie ohne Randomisierung vorhanden
Stufe 2b	mindestens eine experimentelle Studie vorhanden
Stufe 3	mindestens eine nicht-experimentelle, beschreibende Studie vorhanden
Stufe 4	Berichte und Meinungen von Experten, klinische Erfahrungen von anerkannten Autoritäten vorhanden

Aussagen über die Wirksamkeit von pflanzlichen Arzneimitteln klingen im Alltag meist recht ungenau. Häufig hört und liest man beispielsweise Sätze wie „Efeu ist wirksam gegen Husten". Genau betrachtet ist so eine Aussage nicht korrekt. Trivial ist der Hinweis, dass nicht die ganze Pflanze verwendet wird, sondern die Blätter. Aber auch der Satz „Efeublätter sind wirksam gegen Husten" ist streng genommen nicht gerechtfertigt. Denn was als Arzneimittel zur Verfügung steht und klinisch getestet wurde, ist nicht die Droge Efeublätter, sondern bestimmte Trockenextrakte aus der Droge.

Vermutlich sagen Sie jetzt: Na gut, dann heißt es eben „Trockenextrakte aus Efeublättern sind wirksam gegen Husten". Das kommt der Wahrheit zwar schon deutlich näher, trotzdem muss immer noch berücksichtigt werden, dass klinische Studien meist mit konkreten Produkten durchgeführt werden. Korrekt ist also nur die Feststellung: „Hersteller A hat in klinischen Studien die Wirksamkeit seines Präparats X nachgewiesen." Sie sehen, die Sache ist doch etwas komplizierter.

Bei Phytopharmaka gilt: Wirksamkeitsnachweise können zwangsläufig nur für ein Produkt erbracht werden. Die Ergebnisse einer klinischen Studie mit diesem Präparat können, falls überhaupt, nur sehr beschränkt auf andere Präparate übertragen werden. Der Efeublätter-Trockenextrakt der Firma A kann sich nämlich deutlich vom Extrakt der Firma B unterscheiden.

Extrakt ist nicht gleich Extrakt

Extrakte können nur dann miteinander verglichen werden, wenn ihre grundsätzlichen Merkmale übereinstimmen. Identisch müssen die Pflanze, der Pflanzenteil, das Auszugsmittel (Art und Konzentration) und auch das Droge-Extrakt-Verhältnis sein. Doch selbst wenn alle diese Merkmale völlig gleich sind, muss es sich nicht um einen identischen Extrakt handeln. Sorgt eine Firma beispielsweise für eine besonders hohe Qualität des Rohstoffs oder wendet ein besonderes Herstellungsverfahren für den Extrakt an, dann resultiert daraus letztendlich ein anderes Produkt.

Offizielle Informationsquellen

Sich im sehr dichten Dschungel des Wissens über Wirksamkeit und Unbedenklichkeit von Phytopharmaka zurechtzufinden, ist nicht ganz einfach, wird einem aber mittlerweile durch viele frei zugängliche Quellen im Internet etwas erleichtert. Hier finden Interessierte sogenannte Monografien, die jeweils die Eigenschaften einzelner Arzneipflanzen umfassend beschreiben. Sie sind aber nur in sehr wenigen Fällen direkt an den Verbraucher gerichtet und allgemeinverständlich gehalten, sondern dienen vor allem den Fachleuten als Informationsquelle:

Das Bundesgesundheitsamt wurde 1994 aufgelöst. Drei Einrichtungen führen die Arbeit weiter, darunter das Bundesinstitut für Arzneimittel und Medizinprodukte.

Kommission-E-Monografien:

Die Aufgabe der beim damaligen Bundesgesundheitsamt ansässigen Kommission E lag in den Jahren 1978-1994 darin, das vorhandene wissenschaftliche Material zu pflanzlichen Arzneidrogen zu sammeln und auszuwerten. Mitglieder dieses

Expertengremiums waren vorwiegend Ärzte und Apotheker, die alle große Erfahrung in der Phytotherapie besaßen. Die Kommission E war weltweit Vorreiter der evidenzbasierten Phytotherapie, denn an die heroische Aufgabe, eine wissenschaftliche Nutzen-Risiko-Bewertung für Arzneipflanzen durchzuführen, hatte sich bisher keiner gewagt. 381 Drogen und Drogen-Kombinationen wurden als „positiv" oder „negativ" bewertet. Die Ergebnisse veröffentlichte die Kommission in Form von Monografien, die für die pharmazeutischen Unternehmen rechtlich bindend waren. Bei den 252 Positiv-Monografien überwog der therapeutische Nutzen der jeweiligen Droge das Risiko ihrer Anwendung. Für 129 Drogen musste mangels Daten oder aufgrund eines den Nutzen übersteigenden Risikos eine Negativ-Monografie veröffentlicht werden. Alle Kommission-E-Monografien sind heute frei im Internet zugänglich und leicht auffindbar. Da die Texte seit 1994 nicht mehr aktualisiert wurden, ist allerdings Vorsicht geboten, denn in vielen Fällen sind neue Erkenntnisse hinzugekommen.

WHO-Monografien:

Seit 1986 werden auch von der Weltgesundheitsorganisation Monografien zu pflanzlichen Drogen veröffentlicht, die alle im Internet frei abrufbar sind. Mit dem Ziel, weltweit für wirksame und sichere pflanzliche Arzneimittel zu sorgen, richten sich die WHO-Monografien als rechtlich unverbindliche Information an Länder, die keine eigenen Systeme zur Bewertung von Arzneipflanzen haben.

ESCOP-Monografien:

Die European Scientific Cooperative on Phytotherapy (ESCOP) wurde 1989 gegründet. Sie repräsentiert die europäischen Fachgesellschaften für Phytotherapie. Quasi als Fortführung der Arbeit der Kommission E auf europäischer Ebene, allerdings ohne Rechtsverbindlichkeit, erstellt und veröffentlicht ein wissenschaftliches Gremium der ESCOP seit 1997 Drogen-Monografien.

Tipp: *Für den Verbraucher verständliche Texte, allerdings auf Englisch, sind über eine Smartphone-App der ESCOP abrufbar (ESCOP Herb Reference App).*

HMPC-Monografien:

Das Committee on Herbal Medicinal Products (HMPC) ist der im Jahr 2004 gegründete Ausschuss für pflanzliche Arzneimittel bei der Europäischen Arzneimittelagentur EMA. Das HMPC veröffentlicht pro Jahr in etwa 20 für ganz Europa rechtsverbindliche Monografien und sehr ausführliche Berichte über den aktuellen

Die Zusammenfassungen der HMPC-Monografien stehen im Internet in verschiedenen Sprachen zur Verfügung – auch auf Deutsch.

EUROPEAN MEDICINES AGENCY
SCIENCE MEDICINES HEALTH

19. November 2015
EMA/324406/2015
Ausschuss für pflanzliche Arzneimittel (HMPC)

Pflanzliche Stoffe und Zubereitungen: Zusammenfassung für die Öffentlichkeit

Ginkgoblätter

Ginkgo biloba L., folium

Dies ist eine Zusammenfassung der wissenschaftlichen Schlussfolgerungen, zu denen der Ausschuss für pflanzliche Arzneimittel (HMPC) hinsichtlich der medizinischen Anwendungen von Ginkgoblättern gelangt ist. Die Schlussfolgerungen des HMPC werden von den EU-Mitgliedstaaten bei der Beurteilung von Anträgen auf Genehmigungen für das Inverkehrbringen von pflanzlichen Arzneimitteln, die Ginkgoblätter enthalten, berücksichtigt.

Diese Zusammenfassung ist nicht als praktischer Rat zur Anwendung von Ginkgoblätter enthaltenden Arzneimitteln zu verstehen. Wenn Sie als Patient praktische Informationen zur Anwendung von Arzneimitteln benötigen, die Ginkgoblätter enthalten, lesen Sie bitte die Packungsbeilage oder wenden Sie sich an Ihren Arzt oder Apotheker.

Was sind Ginkgoblätter?

Ginkgoblätter ist der gebräuchliche Name für die Blätter des Baumes *Ginkgo biloba* L.

In dieser Zusammenfassung wird Arzneimittel eingegangen, die spezielle pflanzliche Ginkgoblätter Zubereitungen enthalten. Diese werden durch Verarbeitung der getrockneten Blätter zu Pulver oderzu Trockenextrakt hergestellt.. Zur Herstellung des Trockenextrakts werden Bestandteile durch Auflösen in Aceton aus Pflanzenmaterial extrahiert; das Aceton wird anschließend verdampft, wodurch der Trockenextrakt gewonnen wird.

wissenschaftlichen Kenntnisstand zu der jeweiligen Droge, die in regelmäßigen Abständen aktualisiert werden. Die Monografien geben insbesondere an, ob eine Droge in die Kategorie well-established use (klinische Studie vorhanden) oder traditional use (keine klinische Studie vorhanden, aber traditionelle Anwendung) gehört. Neben den Monografie-Texten und den ausführlichen Bewertungsberichten (assessment reports) werden auch für den Verbraucher verständliche „Zusammenfassungen für die Öffentlichkeit" publiziert. Sämtliche Texte sind auf der EMA-Homepage (www.ema.europa.eu) frei zugänglich, so dass hier die weltweit beste offene Informationsquelle zu pflanzlichen Arzneimitteln vorhanden ist.

Nahrungsergänzungsmittel brauchen keine Zulassung

Viele Nahrungsergänzungsmittel enthalten Vitamine, Mineralstoffe und andere Vitalstoffe.

Arzneipflanzen kommen auch in vielen Nahrungsergänzungsmitteln (NEM) vor. NEM sind Lebensmittel und daher grundsätzlich nicht zur Behandlung von Krankheiten geeignet. Sie unterliegen nicht den strengen Anforderungen, die an Phytopharmaka gestellt werden. Die für Arzneimittel geltenden Kategorien Qualität, Wirksamkeit und Unbedenklichkeit existieren hier nicht. Im Gegensatz zu Arzneimitteln, die ein Zulassungsverfahren durchlaufen müssen, kann ein Hersteller eines NEM dieses nach einer Meldung an das Bundesamt für Verbraucherschutz und Lebensmittelsicherheit (BVL) sofort auf den Markt bringen. Für den Verbraucher ist nicht immer auf den ersten Blick zu erkennen, ob es sich bei einem Produkt um ein NEM oder ein Arzneimittel handelt. Die Marketing-Abteilungen der Hersteller unternehmen natürlich alles, um ihre Produkte im besten Licht zu präsentieren. Ein zweiter Blick lohnt sich, denn der Aufdruck „Nahrungsergänzungsmittel" muss vorhanden sein. Außerdem findet man bei diesen Produkten statt der Angabe eines Wirkstoffs eine Zutatenliste.

Phytopharmaka, die wirken

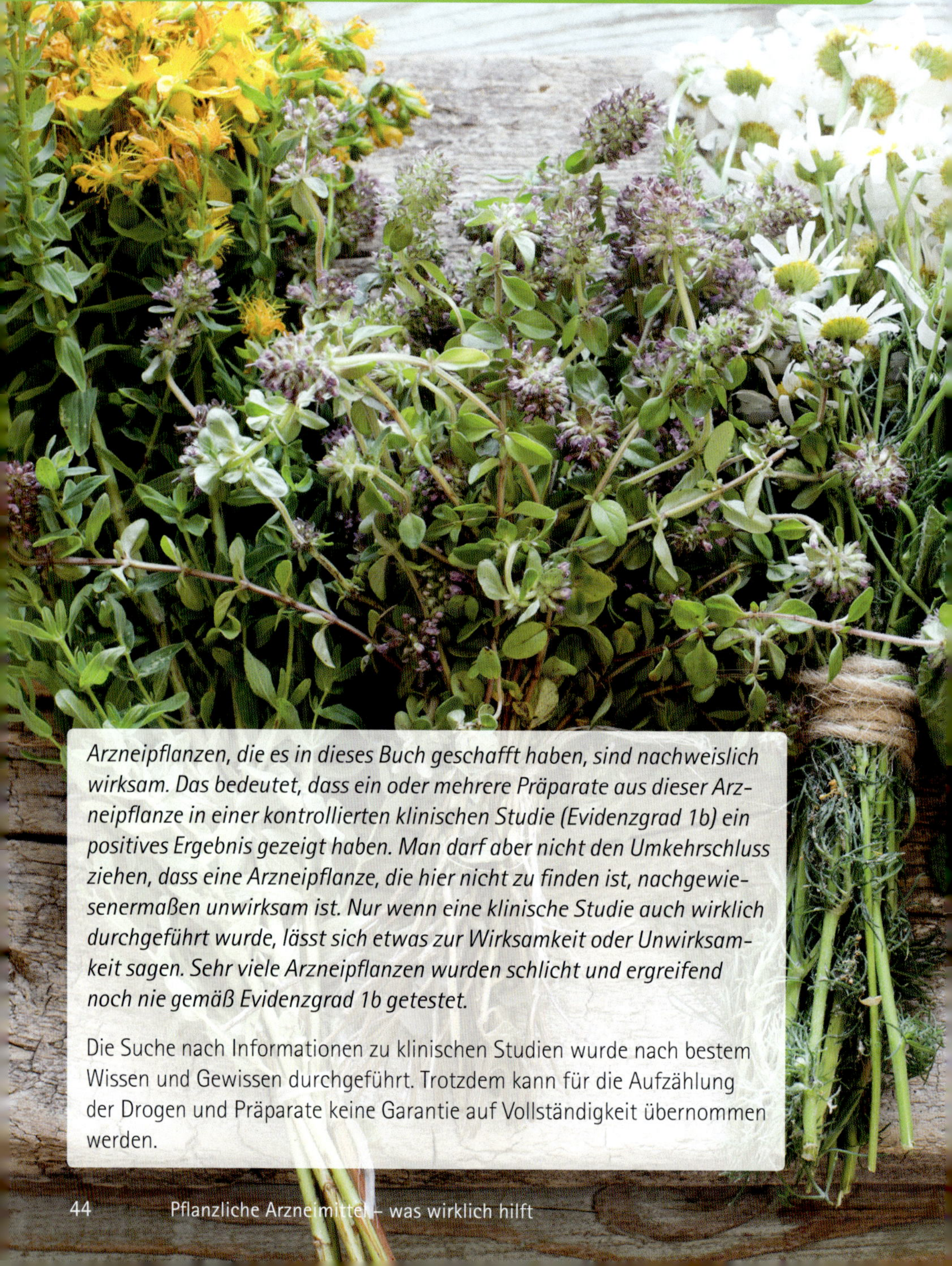

Arzneipflanzen, die es in dieses Buch geschafft haben, sind nachweislich wirksam. Das bedeutet, dass ein oder mehrere Präparate aus dieser Arzneipflanze in einer kontrollierten klinischen Studie (Evidenzgrad 1b) ein positives Ergebnis gezeigt haben. Man darf aber nicht den Umkehrschluss ziehen, dass eine Arzneipflanze, die hier nicht zu finden ist, nachgewiesenermaßen unwirksam ist. Nur wenn eine klinische Studie auch wirklich durchgeführt wurde, lässt sich etwas zur Wirksamkeit oder Unwirksamkeit sagen. Sehr viele Arzneipflanzen wurden schlicht und ergreifend noch nie gemäß Evidenzgrad 1b getestet.

Die Suche nach Informationen zu klinischen Studien wurde nach bestem Wissen und Gewissen durchgeführt. Trotzdem kann für die Aufzählung der Drogen und Präparate keine Garantie auf Vollständigkeit übernommen werden.

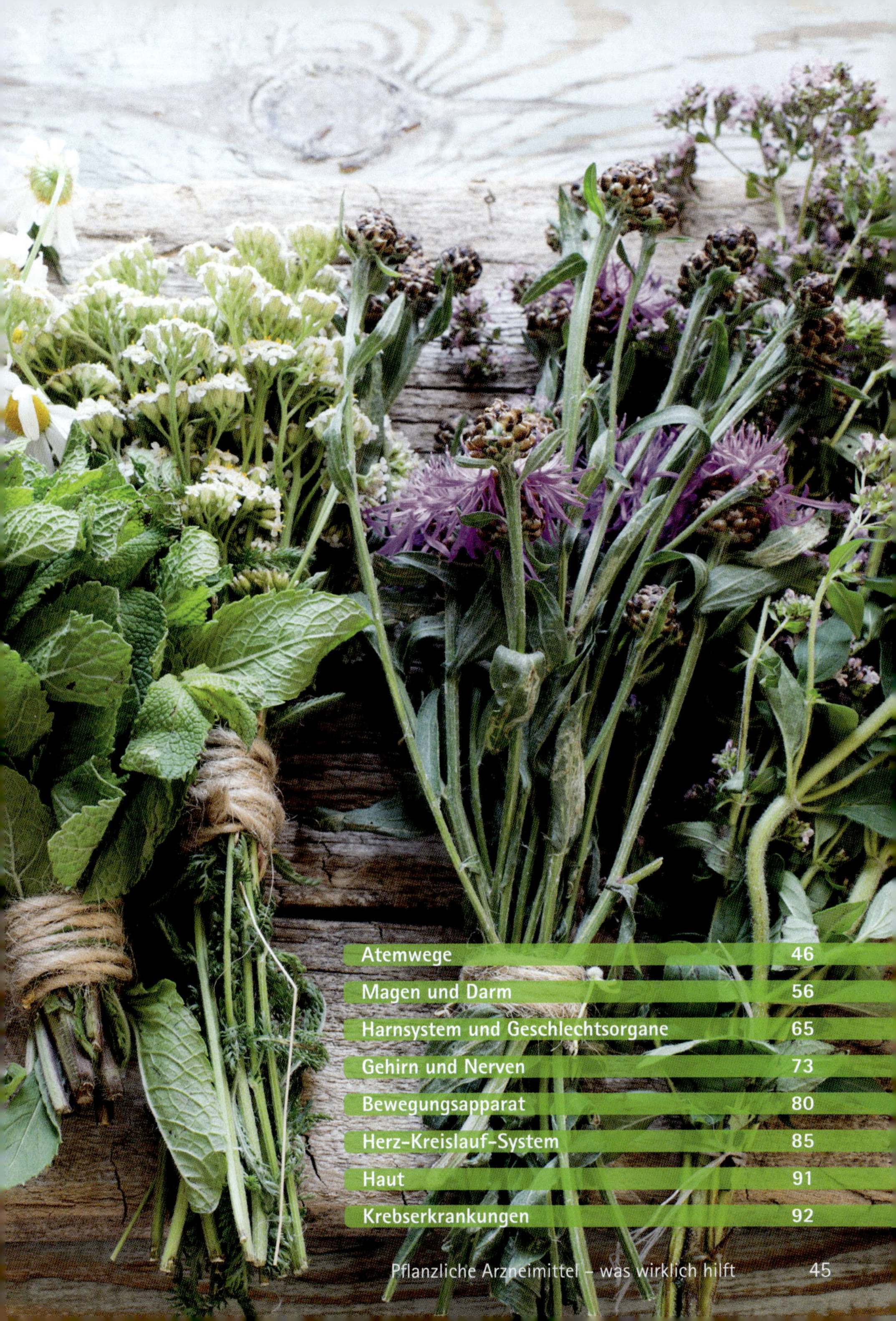

Atemwege

Ein einfacher Atemwegsinfekt, auch als Erkältung oder grippaler Infekt bezeichnet, trifft jeden im Durchschnitt ungefähr zweimal im Jahr. Kinder bis zum fünften Lebensjahr sind mit bis zu sechs Erkältungen pro Jahr am häufigsten betroffen. Bei Personen über 60 reduziert sich die Anzahl auf ungefähr einmal pro Jahr. Erkältungen treten, wie wir alle leidvoll wissen, in der kalten Jahreszeit vermehrt auf. Sie sind die häufigste Ursache für Arbeitsausfälle in Deutschland und daher auch ein volkswirtschaftlich bedeutender Faktor. Zur Behandlung der lästigen Symptome nutzen viele Patienten Phytopharmaka. Die Indikationsgruppe

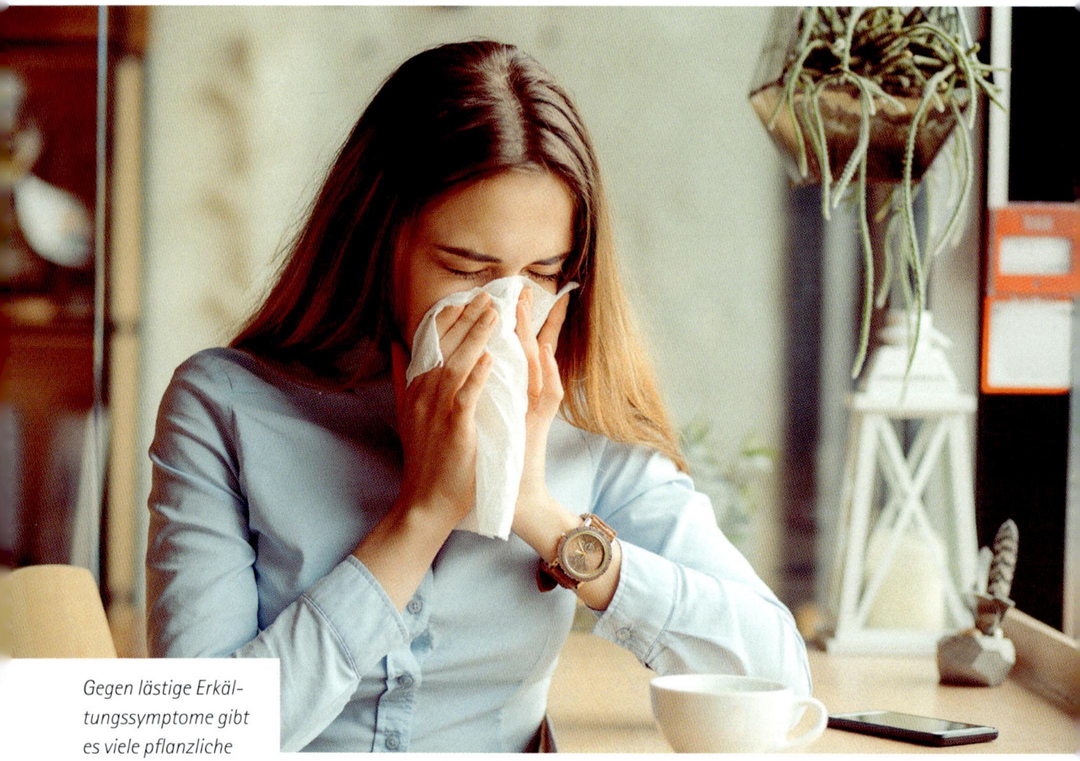

Gegen lästige Erkältungssymptome gibt es viele pflanzliche Arzneimittel.

„Erkältung" ist das mit Abstand bedeutendste Anwendungsgebiet innerhalb der Phytotherapie, wie folgende Zahlen eindrucksvoll belegen: Von den 116 Millionen Phytopharmaka-Packungen, die im Jahr 2016 verkauft wurden, waren knapp die Hälfte, nämlich 53 Millionen Packungen, aus dem Bereich der Atemwegserkrankungen.

Einfache Infekte der oberen und unteren Atemwege werden zu etwa 95 Prozent durch Viren hervorgerufen – allen voran Rhinoviren und Coronaviren. Antibiotika sind bei Viren nicht wirksam und daher ist ihr Einsatz hier in den meisten Fällen nicht sinnvoll. Da nach etwa fünf bis zehn Tagen der unangenehme Spuk vorbei ist und das Immunsystem die Erreger erfolgreich vertrieben hat, spricht man von einer selbstlimitierenden Erkrankung. Trotz des überwiegend harmlosen Verlaufs kann es bei bestimmten Patienten, die beispielsweise an chronischen Erkrankungen leiden oder deren Immunsystem medikamentös unterdrückt wird, zu Komplikationen kommen. Bei dieser Gruppe überwacht und behandelt am besten ein Arzt die Infektion.

Einer Erkältung vorbeugen

Hauptverbreitungswege sind die Tröpfcheninfektion und vor allem die Schmierinfektion. Bei der Tröpfcheninfektion ist das Niesen, in geringerem Umfang auch Husten und Sprechen bedeutend. Verwenden Sie Einmaltaschentücher und halten Sie sich beim Niesen und Husten von anderen Personen fern. Die besten vorbeugenden Maßnahmen sind häufiges Händewaschen und das nicht ganz einfache Unterdrücken des Reflexes, sich mit den Händen ins Gesicht zu fassen: Durch Händeschütteln und vor allem durch das Berühren kontaminierter Gegenstände wie Türklinken gelangen die Viren auf die Haut der Hand. Von dort ist es nicht mehr weit zu den Augen und der Nase, den klassischen Eintrittspforten für Erkältungsviren, denn laut Studien fasst man sich ungefähr fünfzehnmal pro Stunde meist unwillkürlich ins Gesicht.

Vorbeugung und Behandlung von Atemwegsinfekten

Sonnenhut und Sonnenhut-Kombinationen

Der Purpursonnenhut ist bekannt dafür, dass er die Abwehrkräfte stärkt, denn seine Inhaltsstoffe regen das Immunsystem an. Das lindert nicht nur die Erkältungsbeschwerden, sondern sorgt auch dafür, dass der Patient schneller gesund wird und sich nicht gleich wieder neu ansteckt. Diese Wirkung haben Forscher für Presssäfte und getrocknete Presssäfte aus dem frischen Kraut des Purpursonnenhuts mit einem DEV von 1,5–2,5:1 nachgewiesen (z. B. Echinacin, Esberitox mono, Episcorit, Echinacea ratiopharm). Einige Präparate sind bereits für Kinder ab vier Jahren geeignet – fragen Sie in Ihrer Apotheke danach.

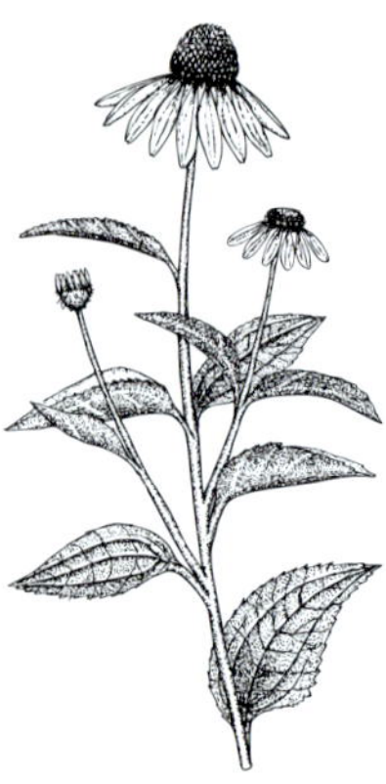

Purpursonnenhut

Der Purpursonnenhut (*Echinacea purpurea*) ist aus Nordamerika nach Mitteleuropa eingewandert. Der Name Echinacea leitet sich vom griechischen Wort echinos für Seeigel ab – wohl deshalb, weil die Blütenköpfe entfernt an diese stacheligen Tiere erinnern. Die Pflanze erreicht eine stattliche Höhe von bis zu 1,80 m und blüht im Spätsommer. Wegen ihrer schönen violetten Blüten nutzen viele sie als Zierpflanze im Garten. Wissenschaftlich betrachtet gehört der Purpursonnenhut ebenso wie die Kamille, Arnika oder Ringelblume zu den sogenannten Korbblütlern (*Asteraceae*). Die Blütenköpfe dieser Pflanzenfamilie bestehen aus vielen einzelnen Blüten: Im Innern liegen viele kleine Röhrenblüten eng nebeneinander. Sie bilden eine Art Kissen, das ein Kranz langer Zungenblüten strahlenförmig umgibt.

Zur unterstützenden Therapie viraler Erkältungskrankheiten hat sich auch ein Trockenextrakt (DEV 4–9:1; Auszugsmittel 30

Prozent Ethanol) aus einer Mischung von vier verschiedenen pflanzlichen Drogen bewährt, die das Immunsystem stärken: Das Präparat Esberitox wird aus dem Wurzelstock der Färberhülse (Baptisia tinctoria), den Wurzeln des Purpursonnenhuts (*Echinacea purpurea*) und des Blassfarbenen Sonnenhuts (*Echinacea pallida*) und den Spitzen und Blättern des Lebensbaums (*Thuja occidentalis*) gewonnen. Bereits Kinder ab vier Jahren dürfen es anwenden.

Am besten nimmt man Sonnenhut-Präparate kurzzeitig, etwa für 10 Tage, ab Beginn einer Erkältung ein. Wer unter einer Allergie gegen Pflanzen aus der Familie der Korbblütler leidet, verzichtet jedoch besser auf diese Mittel.

Bronchitis/Husten

Oft beginnt eine Erkältung in den oberen Atemwegen (Schnupfen, Halsschmerzen) und setzt sich dann nach unten fort. Wenn sich die Schleimhäute der Bronchien entzünden, spricht man von einer Bronchitis. Das klassische und sehr lästige Symptom einer Bronchitis ist der Husten. Unser Körper versucht mit diesem Reflex, den zähen Schleim loszuwerden. Pflanzliche Arzneimittel können das Abhusten des Sekrets erleichtern und so die Problematik lindern.

Thymian-Kombinationen

Thymiankraut enthält ein intensiv duftendes ätherisches Öl, das husten- und krampflösend wirkt. Hauptbestandteil des Öls ist der Stoff Thymol. Als wirksam erwiesen haben sich in klinischen Studien vor allem Kombinationen von Thymiankraut mit Primelwurzel oder Efeublättern. Auch Primel und Efeu wirken hustenlösend, enthalten aber ganz andere Inhaltsstoffe als der

Thymian, nämlich sogenannte Saponine. Durch die Kombination der Arzneipflanzen lässt sich die Zahl der Hustenanfälle verringern und die Krankheitsdauer etwas verkürzen.

Von der EMA wurde der well-established use für folgende Thymiankraut-Primelwurzel-Extrakte vergeben:

Extrakte	DEV	Auszugsmittel	Produktbeispiele
Trockenextrakt aus Thymiankraut	6–10:1	70 Prozent Ethanol	Bronchipret TP
Trockenextrakt aus Primelwurzeln	6–7:1	47 Prozent Ethanol	
Fluidextrakt aus Thymiankraut	1:2–2,5	Wasser, Ethanol, Glycerol, Ammoniak	Bronchicum Elixir
Fluidextrakt aus Primelwurzeln	1:2–2,5	70 Prozent Ethanol	
Fluidextrakt aus Thymiankraut	1:2–2,5	Wasser, Ethanol, Glycerol, Ammoniak	Bronchicum Tropfen
Primelwurzel-Tinktur	1:5	50 Prozent Ethanol	

Bronchicum Elixir ist bereits für Säuglinge ab sechs Monaten geeignet. Bronchicum Tropfen darf bei Kindern ab sechs Jahren und Bronchipret TP bei Heranwachsenden ab zwölf Jahren angewendet werden.

Positive Studienergebnisse gibt es auch für diese Thymiankraut-Efeublätter-Kombination:

Extrakte	DEV	Auszugsmittel	Produktbeispiele
Fluidextrakt aus Thymiankraut	1:2–2,5	Wasser, Ethanol, Glycerol, Ammoniak	Bronchipret Saft TE
Fluidextrakt aus Efeublättern	1:1	70 Prozent Ethanol	

Bronchipret Saft TE ist für Kinder ab einem Jahr zugelassen.

Thymian

Der Echte Thymian (*Thymus vulgaris*) stammt aus dem Mittelmeergebiet. Er wächst als Zwergstrauch und besitzt sehr kleine Blätter, die auf ihrer Unterseite filzartig behaart sind. Reibt man die Blätter zwischen den Fingern, wird das intensiv duftende ätherische Öl freigesetzt. Diesem sehr aromatischen Öl verdankt der Thymian auch seinen Einsatz als Küchengewürz. Die Form der kleinen, weiß- bis rosafarbigen Blüten verrät, dass Thymian botanisch zu den Lippenblütlern (*Lamiaceae*) zählt.

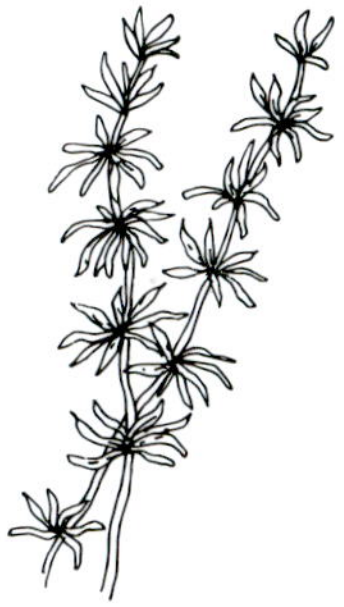

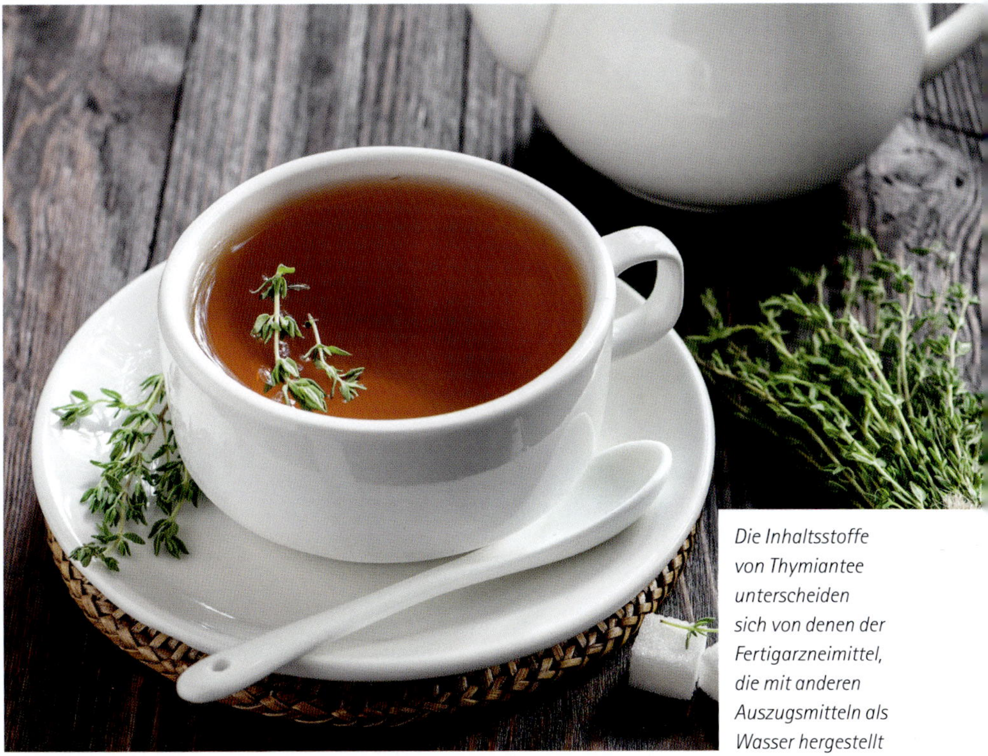

Die Inhaltsstoffe von Thymiantee unterscheiden sich von denen der Fertigarzneimittel, die mit anderen Auszugsmitteln als Wasser hergestellt wurden.

Efeu

Die hustenlösenden Inhaltsstoffe der Efeublätter, die sogenannten Saponine, erleichtern das Abhusten des zähen Schleims in der Lunge und sorgen dafür, dass sich die verkrampfte Bronchialmuskulatur wieder entspannt. Je nach Produkt sind Efeublätter-Extrakte – nach Rücksprache mit dem Arzt – bereits für Säuglinge geeignet.

Für folgende Trockenextrakte aus Efeublättern wurde von der EMA der well-established use anerkannt:

DEV	Auszugsmittel	Produktbeispiele
5–7,5:1	30 Prozent Ethanol	Prospan, Herbion Efeu
4–8:1	24–30 Prozent Ethanol	Sinuc, Sinuc akut, Hedelix Husten, Bronchostad Hustenlöser, Bronchoverde Hustenlöser, Mucohelix
6–7:1	40 Prozent Ethanol	Sinuc Saft, Arismik, Bronchoverde Hustensaft, Efeu 1A, Efeusaft hysan, Esberi-Efeu Hustensaft, Mama natura Bronchilin
2,2–2,9:1	50 Prozent Ethanol und Propylenglycol (98:2)	Hedelix Hustensaft
3–6:1	60 Prozent Ethanol	Efeu Hustensirup Madaus

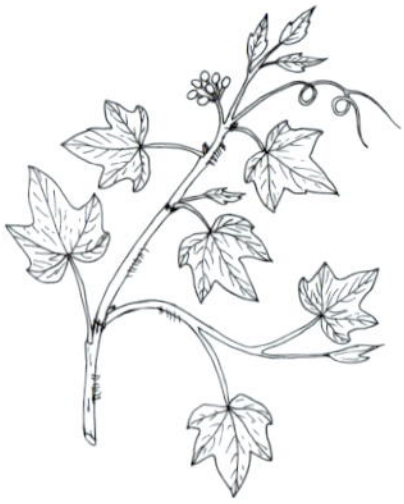

Efeu

Der Gemeine Efeu (*Hedera helix*) behält als immergrüne Pflanze seine dunkelgrünen und mit weißlichen Adern durchzogenen Blätter auch im Winter. Mithilfe von Haftwurzeln kann er an Bäumen und Mauern emporklettern, wobei Höhen von 20 Metern kein Problem sind. Efeupflanzen können im Laufe der Zeit dicke, holzige Stämme bilden und mehrere Hundert Jahre alt werden.

Kapland-Pelargonie

Eine akute Bronchitis lässt sich nicht nur bei Erwachsenen, sondern bereits bei Kindern ab einem Jahr sehr gut mit der Kapland-Pelargonie behandeln. Bei Kindern unter sechs Jahren holen die Eltern am besten vor Beginn der Behandlung ärztlichen Rat ein. Als wirksam haben sich Auszüge aus der Wurzel mit einem DEV von 1:8–10 (Auszugsmittel: 11 Prozent Ethanol) erwiesen, wie sie zum Beispiel die Präparate Umckaloabo oder Pelargonium-ratiopharm Bronchialtropfen enthalten. Für die Wirkung gegen Bronchitis sind vor allem die in der Pflanze enthaltenen Polyphenole verantwortlich, die antiviral und antibakteriell wirken und auch das Immunsystem aktivieren. Die Hersteller raten jedoch, die Präparate nicht länger als drei Wochen einzunehmen. Patienten mit Leberproblemen verzichten am besten auf die Einnahme.

Kapland-Pelargonie

Man sieht es ihr sofort an: Die Kapland-Pelargonie (*Pelargonium sidoides*) gehört botanisch zu den Storchschnabelgewächsen (*Geraniaceae*). Der Name bezieht sich auf die Früchte dieser Pflanzenfamilie, die alle ein langes, schnabelartiges Gebilde besitzen. Beheimatet ist die Kapland-Pelargonie, wie der Name schon verrät, in Südafrika, wo sie für die medizinische Nutzung auch angebaut wird. Sie wächst als kleiner Strauch und besitzt typisch geranienhafte Merkmale: herzförmige, silbrig-glänzende Blätter und tiefrote Blüten.

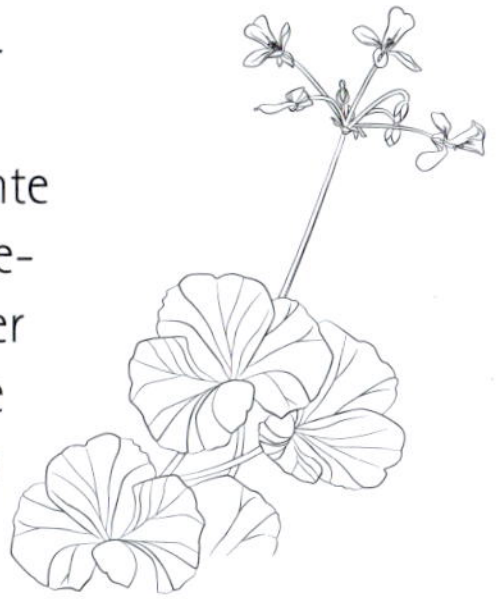

Eukalyptus-Kombination

Die Blätter der Eukalyptusbäume enthalten ein stark duftendes ätherisches Öl, das sich sehr gut zur Behandlung von Erkältungskrankheiten eignet. Für den typischen Eukalyptus-Geruch und die medizinische Wirkung ist vor allem der Stoff Cineol verantwortlich. Bei akuter und chronischer Bronchitis hat sich das Kombinationspräparat Gelomyrtol forte bewährt, das eine Mischung aus vier verschiedenen ätherischen Ölen enthält. Die beiden Hauptbestandteile sind Eukalyptusöl mit 66 Prozent und Süßorangenöl mit 32 Prozent. Außerdem sind noch Myrtenöl und Zitronenöl zu je 1 Prozent enthalten. Die ätherischen Öle lösen den festsitzenden Schleim in den Bronchien, fördern seinen Abtransport und erleichtern das Abhusten. Gelomyrtol forte ist für Kinder ab sechs Jahren geeignet. Bei Problemen mit dem Magen-Darm-Trakt, der Leber oder Galle und bei überempfindlichen Atemwegen lieber auf die Anwendung verzichten.

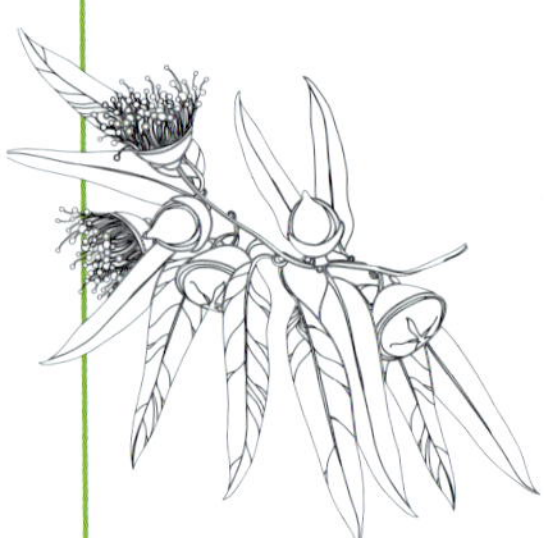

Eukalyptus

Die Heimat der Eukalyptusbäume, die wissenschaftlich zu den Myrtengewächsen (*Myrtaceae*) zählen, liegt in Australien. Mittlerweile sind sie weltweit in frostfreien Gebieten, zum Beispiel im Mittelmeerraum, verbreitet. Die Bäume wachsen sehr schnell und können eine stattliche Höhe von bis zu 60 m erreichen. Ihr Holz ist in der Tischlerei beliebt, da es relativ hart und witterungsbeständig ist. Medizinisch wird vor allem der Gewöhnliche Eukalyptus (*Eucalyptus globulus*) verwendet. Aus den sichelförmigen Blättern lässt sich mittels Destillation und nachfolgender Reinigung das wertvolle ätherische Öl gewinnen.

Entzündungen der Nasennebenhöhlen

Eine Entzündung der Nasennebenhöhlen bezeichnen Mediziner als Sinusitis. Sie entsteht meist aus einem Schnupfen, wenn das Sekret in den Nebenhöhlen nicht gut abfließen kann. Typisch und sehr unangenehm ist das starke Druckgefühl in der Stirn und im Wangenbereich, das stärker wird, wenn man sich nach vorne beugt. Auch Kopfschmerzen können hinzukommen.

Fünffach-Kombination

Arzneilich verwendet wird die Wurzel des Gelben Enzians.

Wirksam lindern kann diese unangenehmen Beschwerden das Pulver oder der Trockenextrakt (DEV 3–6:1; Auszugsmittel 51 Prozent Ethanol) aus fünf verschiedenen Drogen, die in Sinupret forte bzw. extract enthalten sind. Bei den fünf pflanzlichen Drogen handelt es sich um Enzianwurzel, Eisenkraut, Gartensauerampferkraut, Holunderblüten und Schlüsselblumenblüten mit Kelch. Klinische Studien bestätigen, dass diese Kombination bei akuten und chronischen Entzündungen der Nasennebenhöhlen wirkt. Reichlich trinken unterstützt, wie bei allen Erkältungskrankheiten, die Therapie.

Eukalyptus-Kombination

Das Präparat Gelomyrtol forte kann nicht nur bei Bronchitis (siehe oben), sondern auch bei Entzündungen der Nasennebenhöhlen eingesetzt werden.

Magen und Darm

Reizmagen und Reizdarm

Bei einem Reizmagen und Reizdarm handelt es sich um sogenannte funktionelle Störungen. Das heißt, dass medizinisch keine Organerkrankung festgestellt werden kann, der Patient aber unter chronischen Beschwerden leidet, die seine Lebensqualität deutlich einschränken. Beim Reizmagen können als Symptome Oberbauchschmerzen, Magenkrämpfe, Sodbrennen, Druck- und Völlegefühl sowie Übelkeit und Erbrechen auftreten. Kennzeichen des Reizdarms sind Bauchschmerzen, Blähungen, Verstopfung und/oder Durchfall. Phytopharmaka können beide Erkrankungen lindern und eignen sich für die Daueranwendung.

Neunfach-Kombination

Im Deutschen heißt die Angelika auch Engelwurz.

Das Präparat Iberogast ist eine Mischung von ethanolischen Auszügen aus neun verschiedenen pflanzlichen Drogen: Bittere Schleifenblume (ganze Pflanze), Angelikawurzel, Kamillenblüten, Kümmelfrüchte, Mariendistelfrüchte, Melissenblätter, Pfefferminzblätter, Schöllkraut und Süßholzwurzel. Klinische Studien haben gezeigt, dass diese Neunfach-Kombination sowohl beim Reizmagen- als auch beim Reizdarmsyndrom wirksam ist. Das Präparat kann nicht nur bei Erwachsenen, sondern bereits bei Kindern ab drei Jahren angewendet werden.

Pfefferminze

Aus den Blättern der Pfefferminze wird mittels Destillation ein aromatisches, sehr erfrischend duftendes ätherisches Öl gewonnen. Die Hauptkomponente des Öls ist die Substanz Menthol. Sie löst die verkrampfte Muskulatur im Magen-Darm-Trakt und wirkt blähungstreibend. Zur Behandlung des Reizdarms eignen sich Präparate aus Pfefferminzöl, zum Beispiel Medacalm.

Pfefferminzöl kombiniert mit Kümmelöl (z.B. Carmenthin) wirkt ebenfalls krampflösend und gegen Blähungen. Klinische Studien zeigen, dass diese Kombination zur Behandlung von Verdauungsstörungen mit Krämpfen im Magen-Darm-Bereich, bei Blähungen und bei Völlegefühl eingesetzt werden kann.

Pfefferminze

Die Pfefferminze (*Mentha x piperita*), eine ausdauernde, krautige Pflanze, gehört zu den Lippenblütlern (Lamiaceae) und entstand wahrscheinlich zufällig durch Kreuzung der Wasserminze mit der Ährigen Minze. Die Pflanze ist steril, bildet also keine Samen, und kann daher nur vegetativ über Stecklinge vermehrt werden. Das Pfefferminzöl sitzt in empfindlichen Drüsenschuppen direkt auf der Oberfläche der Blätter. Neben der Verwendung als Magen-Darm-Mittel wird Pfefferminzöl traditionell auch gegen Erkältungen, bei Spannungskopfschmerzen und gegen Juckreiz eingesetzt.

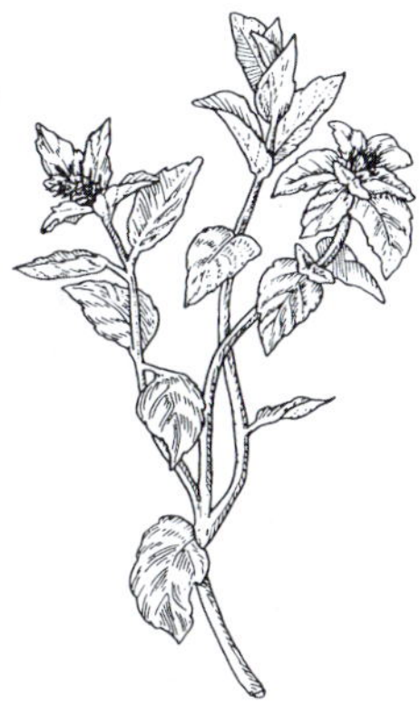

Flohsamen

Flohsamen und Flohsamenschalen können die Therapie des Reizdarms unterstützen, wenn die Verstopfung das vorherrschende Symptom ist. Weitere Informationen finden Sie im Abschnitt Durchfall und Verstopfung.

Gallebedingte Verdauungsstörungen

Artischocke

Verursacht ein gestörter Gallenfluss die Verdauungsstörungen können Trockenextrakte aus Blättern der Artischocke (DEV 4–6:1; Auszugsmittel Wasser) dazu beitragen, die Situation zu verbessern. Die Gesamtdosis sollte etwa 1200 mg Trockenextrakt pro Tag betragen. Die EMA hat den well-established use zwar nicht anerkannt, trotzdem gibt es eine positive klinische Studie, die mit dem Präparat Hepar SL forte durchgeführt wurde.

Die Inhaltsstoffe der Pflanze, vorwiegend Pflanzensäuren und Bitterstoffe, fördern die Galleproduktion und auch die Galleabsonderung. Artischocke darf bei einer bekannten Allergie gegen Korbblütler nicht angewendet werden. Bei einem Gallensteinleiden muss vor Behandlungsbeginn Rücksprache mit dem Arzt gehalten werden.

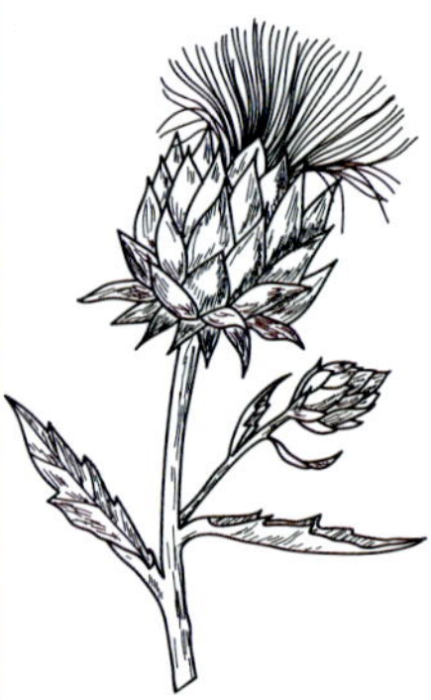

Artischocke

Die Artischocke (*Cynara cardunculus*) ist eine im Mittelmeergebiet heimische, distelartige Pflanze und gehört botanisch zu den Korbblütlern (Asteraceae). Sie liebt Wärme und ist nicht winterhart. Den grünen, noch geschlossenen, fleischigen Blütenstand der Artischocke verwendet die Mittelmeerküche als Gemüse. Öffnet sich der große Blütenstand, kommen zahllose blau-violette Röhrenblüten zum Vorschein. Weil der Blütenstand so schön aussieht, wird die Artischocke auch als Zierpflanze genutzt.

Lebererkrankungen

Mariendistel

Ein zu hoher Alkoholkonsum schädigt auf Dauer die Leber und führt zu massiven gesundheitlichen Problemen, die ärztlich behandelt werden müssen. Wie klinische Studien beweisen, können – in Absprache mit dem Arzt – Trockenextrakte aus den Früchten der Mariendistel alkoholbedingte Leberprobleme bessern. Da das Substanzgemisch Silymarin die Wirkung der Mariendistel bestimmt, ist es wichtig, Phytopharmaka zu verwenden, die auf eine konstante Menge an Silymarin eingestellt sind (z. B. Legalon forte, Silimarit und viele weitere). Die durchgeführten Studien kamen zu dem Schluss, dass eine Dosierung von 108 mg Silymarin dreimal pro Tag sich besonders gut eignet. Wissenschaftler haben herausgefunden, dass Silymarin die Regenerationsfähigkeit von Leberzellen fördert, so dass die vorhandenen Schäden besser repariert werden können. Übrigens: Bei einer Knollenblätterpilz-Vergiftung wird Silymarin als leberschützendes Gegenmittel in Form einer Injektion verwendet.

Mariendistel

Wie die Artischocke gehört auch die Mariendistel (*Silybum marianum*) zu den Korbblütlern (Asteraceae) und kommt vor allem in den Ländern rund um das Mittelmeer vor. Sie wird bis zu 1,50 m hoch und besitzt große, kugelige Blütenstände, die aus vielen einzelnen purpurroten Röhrenblüten bestehen. Sehr charakteristisch sind die großen, weiß-marmorierten Blätter, die mit Dornen versehen sind. Mit den weißen Flecken hängt auch die religiös-volkstümliche Entstehung des Pflanzennamens zusammen: Beim Stillen des Jesuskindes sei die Milch der Gottesmutter Maria auf die Pflanze getropft.

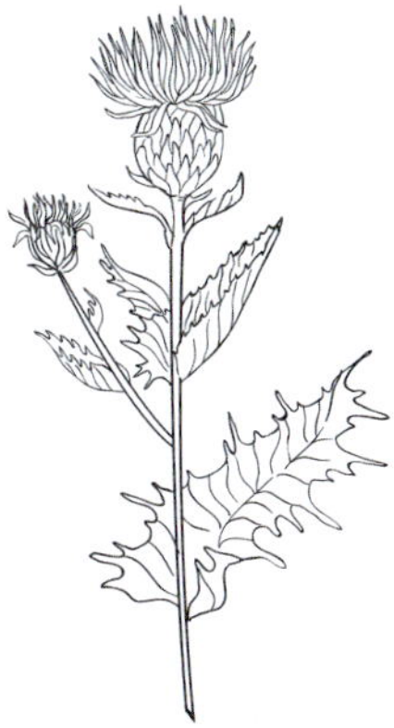

Übelkeit und Erbrechen

Ingwer

Reiseübelkeit bei Erwachsenen und Kindern ab 6 Jahren lässt sich sehr gut mit pulverisiertem Ingwerwurzelstock (z. B. Zintona) vorbeugen und behandeln. Gerade Kindern wird auf Reisen recht häufig schlecht. Idealerweise nimmt man Ingwer etwa eine halbe bis eine Stunde vor Fahrtbeginn ein. Wissenschaftler fanden heraus, dass die im Ingwer enthaltenen Scharfstoffe, vor allem die Gingerole und Shogaole, für die Wirkung verantwortlich sind. Bei anderen Arten der Übelkeit und des Erbrechens, beispielsweise bei einer Schwangerschaft, nach einer Operation oder nach einer Chemotherapie, zeigten sich allerdings keine eindeutigen Effekte.

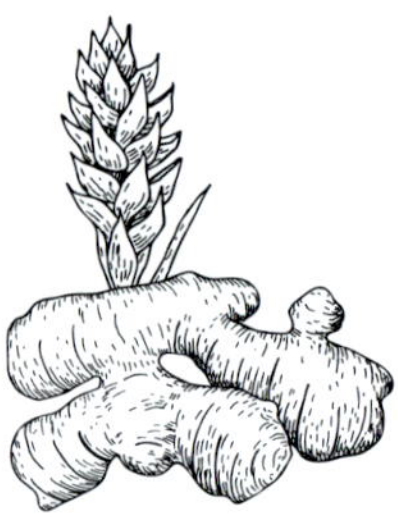

Ingwer

Die Heimat des Ingwers (*Zingiber officinale*) ist Südostasien. Die Pflanze besitzt einen verzweigten Wurzelstock, auch Rhizom genannt, der horizontal in der Erde wächst und aus dem die bis zu 30 cm lange Blätter und die Blütenstände entspringen. Als Gewürz wird Ingwer in Europa bereits seit der Antike verwendet. Ginger Ale ist ein bekanntes Getränk, das Ingwer enthält.

Durchfall und Verstopfung

Flohsamen

Flohsamen und Indische Flohsamen sind altbewährte ballaststoffhaltige Mittel zur Regulierung des Stuhlgangs. Sowohl bei Verstopfung als auch bei Durchfällen können die Samen oder die Samenschalen (z. B. Mucofalk Granulat, Agiocur Granulat) verwendet werden. Flohsamen müssen unbedingt mit einer reichlichen Menge Wasser eingenommen werden. Hat der Arzt eine ernstere Erkrankung ausgeschlossen, kann der Patient Flohsamen auch dauerhaft anwenden. Flohsamen am besten nicht zusammen mit anderen Arzneimitteln einnehmen, sondern einen Abstand von einer Stunde einhalten, um Wechselwirkungen zu vermeiden.

Flohsamen

Flohsamen werden aus verschiedenen Wegerich-Arten, zum Beispiel *Plantago afra* (Flohsamen-Wegerich), *Plantago indica* (Sand-Wegerich) oder *Plantago ovata* (Indischer Wegerich) gewonnen. Wegeriche sind kleine, krautige Pflanzen, deren Blätter in einer auf dem Boden liegenden Rosette angeordnet sind. Die zahlreichen kleinen Blüten stehen auf einem Schaft dicht gedrängt nebeneinander. Vor allem die Samenschalen enthalten große Mengen an Ballaststoffen, die sogenannten Schleimpolysaccharide, die ein Vielfaches ihres Gewichts an Wasser binden können.

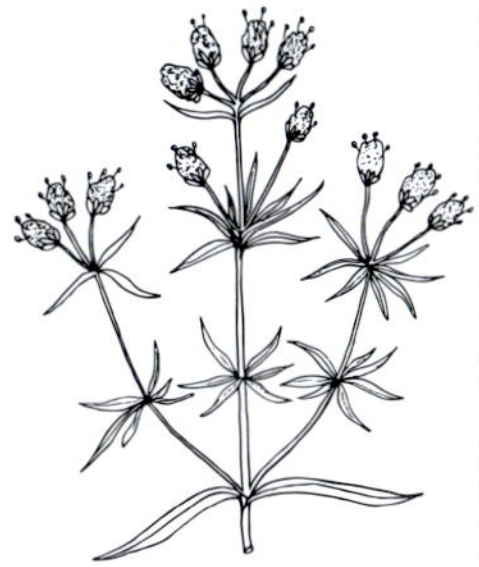

Senna, Aloe und Faulbaum

Alle Arzneipflanzen, die sogenannte Anthranoide enthalten, eignen sich als Abführmittel. Diese Stoffe verhindern das Eindicken des Stuhls und weichen ihn auf, so dass er leichter ausgeschieden werden kann. Anthranoide benötigen etwa acht Stunden, bis ein abführender Effekt einsetzt, da sie im Dickdarm wirken und erst dorthin gelangen müssen. Insbesondere Aloe, der getrocknete Saft der Aloe-Pflanze (z. B. Kräuterlax), und Sennesblätter oder Sennesfrüchte werden verwendet (z. B. Agiolax Granulat, Bekunis Instant Tee, Neda Früchtewürfel). Auch die Wurzel des Medizinal-Rhabarbers, die Rinde des Gewöhnlichen

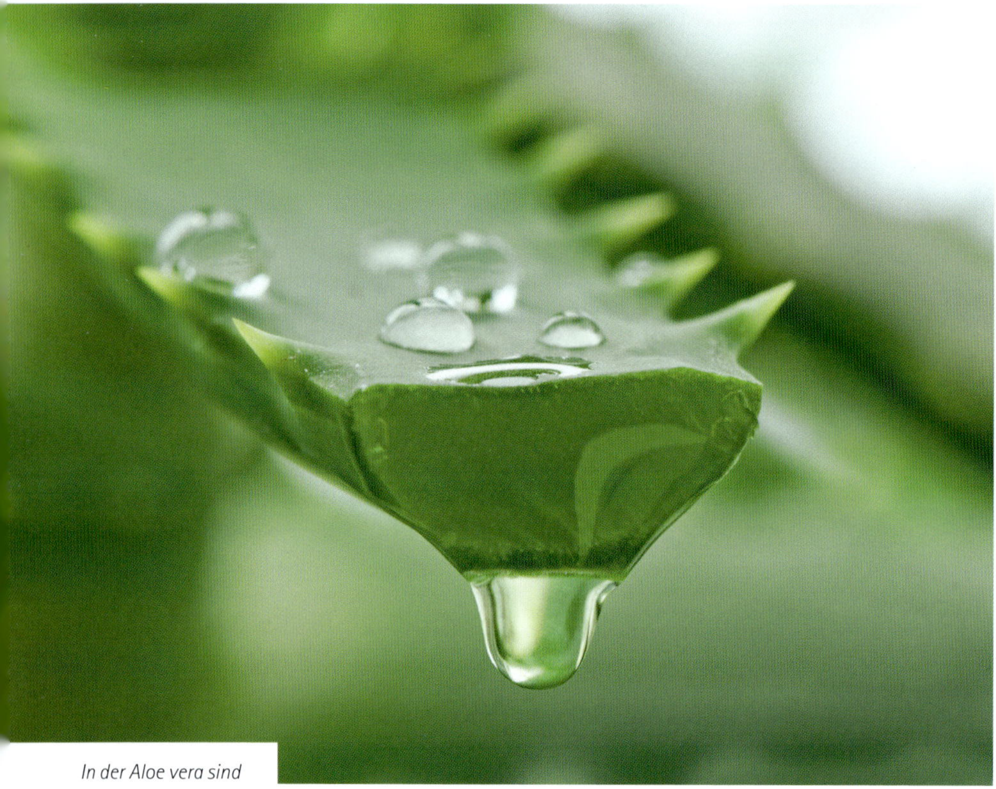

In der Aloe vera sind die abführenden Wirkstoffe in der äußeren Schicht enthalten.

Faulbaums und des Amerikanischen Faulbaums (z. B. Legapas) wirken abführend.

Anthranoidhaltige Arzneipflanzen wirken sehr zuverlässig und sind zur kurzfristigen Behandlung einer Verstopfung gut geeignet. Bei Entzündungen des Darms dürfen sie nicht verwendet werden. Zur Therapie einer chronischen Verstopfung sind sie allerdings nur Mittel der zweiten Wahl. Ärzte empfehlen hier eher chemisch-synthetische Präparate, die zum Beispiel Macrogol, Natriumpicosulfat oder Bisacodyl enthalten. Daneben ergänzen allgemeine Maßnahmen wie Bewegung und ausreichende Flüssigkeits- und Ballaststoffzufuhr das Spektrum der Behandlung.

Senna

Die Alexandrinische Senna (*Senna alexandrina*) ist ein Vertreter der Hülsenfrüchtler (*Fabaceae*). Beheimatet ist die Pflanze in Afrika und auf der arabischen Halbinsel. Ihren Namen hat sie von der ägyptischen Hafenstadt Alexandria, von wo aus Senna vor allem im 19. Jahrhundert nach Europa geliefert wurde. Die Pflanze wächst als Strauch bis zu 1,50 m hoch und hat gefiederte Blätter. Aus den hübschen, intensiv gelb gefärbten Blüten bilden sich bis zu 4 cm lange und flache Hülsenfrüchte.

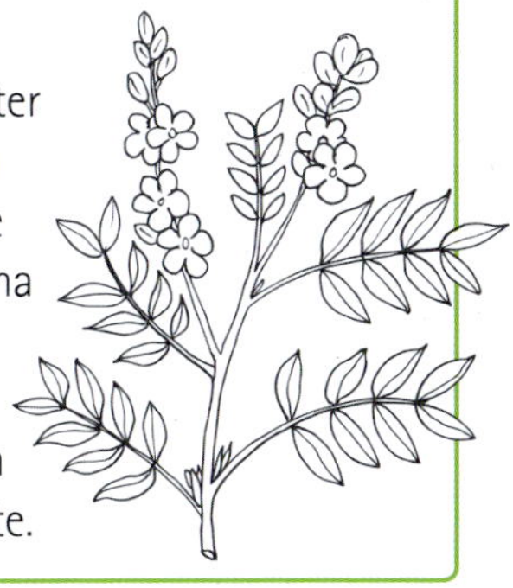

Chronisch-entzündliche Darmerkrankungen

Bei Morbus Crohn und Colitis ulcerosa handelt es sich um schwere, schubförmig verlaufende Darmerkrankungen, bei denen die Schleimhäute des Darms stark entzündet sind. Morbus Crohn kann den gesamten Magen-Darm-Trakt betreffen, während Colitis ulcerosa ausschließlich im Dickdarm auftritt. Wie diese Erkrankungen entstehen, ist bisher unklar. Ein überaktives Immunsystem scheint daran jedoch einen großen Anteil zu haben. Daher behandeln Ärzte die Erkrankungen mit entzündungshemmenden und das Immunsystem unterdrückenden Arzneistoffen. In Phasen, in denen die Krankheit nicht aktiv ist, Fachleute nennen das Remission, kann die Phytotherapie mit einbezogen werden – jedoch nur, wenn der behandelnde Arzt dem zustimmt.

Dreifach-Kombinationspräparat

Das Mesalazin leitet sich von der ebenfalls entzündungshemmenden Salicylsäure ab.

Das Präparat Myrrhinil enthält pulverisierte Myrrhe, einen Trockenextrakt (DEV 4–6:1; Auszugsmittel 60 Prozent Ethanol) aus den Blüten der Kamille und pulverisierte Kaffeekohle. Es wird als traditionelles pflanzliches Arzneimittel auf der Basis langjähriger Erfahrung zur allgemeinen Unterstützung der Magen-Darm-Funktion eingesetzt. In einer kleinen klinischen Studie konnte zwar beobachtet werden, dass die Dreifach-Kombination ebenso gut wie der chemisch-synthetische Wirkstoff Mesalazin die Remission aufrechterhalten konnte, eine Zulassung besitzt das Präparat für diese Anwendung allerdings nicht.

Flohsamen

Flohsamen können die Behandlung von chronisch-entzündlichen Darmerkrankungen ergänzen. Eine kleine klinische Studie mit Colitis-ulcerosa-Patienten ergab, dass Flohsamen ebenso gut die Remission erhalten konnten wie Mesalazin. Leider existiert kein Phytopharmakon, das eine Zulassung für diesen Anwendungsbereich besitzt. Weitere Informationen zu Flohsamen finden Sie im Abschnitt „Durchfall und Verstopfung".

Harnsystem und Geschlechtsorgane

Benignes Prostata-Syndrom

Mit zunehmendem Lebensalter nimmt die Prostata an Volumen zu, was bei Männern zu sehr unangenehmen Störungen der Blasenentleerung führen kann. Eine gutartige Vergrößerung wird als benignes Prostata-Syndrom (BPS) bezeichnet. Typisch sind ein häufiger, auch nächtlicher Harndrang, ein Restharngefühl und ein schwacher Harnfluss. Etwa 40 Prozent der über 50-jährigen Männer sind davon betroffen. In frühen Stadien des BPS kann die Phytotherapie – in Absprache mit dem Urologen – die Beschwerden lindern. Die Größe der Prostata beeinflussen die Präparate jedoch nicht. Der Arzt muss die Prostata trotzdem regelmäßig kontrollieren.

Die Prostata des Mannes ist etwa so groß wie eine Kastanie und umschließt einen Teil der Harnröhre.

Kombination aus Sägepalme und Brennnessel

Die Kombination aus einem Dickextrakt aus Sägepalmenfrüchten (DEV 10–14,3:1; Auszugsmittel 90 Prozent Ethanol) und einem Trockenextrakt aus Brennnesselwurzeln (DEV 7,6–12,5:1; Auszugsmittel 60 Prozent Ethanol), wie sie im Präparat Prostagutt forte 160/120 mg enthalten ist, kann sehr gut zur Behandlung milder Formen des BPS eingesetzt werden. Wie klinische Studien zeigten, war diese Sägepalmen-Brennnessel-Kombination gleich gut wirksam wie die chemisch-synthetischen Wirkstoffe Finasterid und Tamsulosin. Welche Pflanzeninhaltsstoffe diese positiven Effekte hervorrufen, ist nicht genau geklärt, Wissenschaftler halten aber vor allem die Phytosterole und Fettsäuren für wichtig. Vermutlich beeinflussen sie den Stoffwechsel der Prostata.

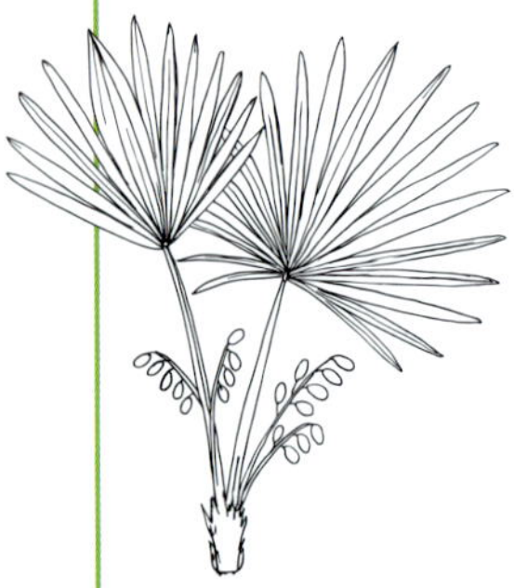

Sägepalme

Die Sägepalme (*Serenoa repens*) gehört zu den Palmengewächsen (*Arecaceae*) und kommt ausschließlich im Südosten der USA vor – vor allem in Florida. Sie hat einen kurzen Stamm und sehr große, fächerförmige Blätter mit 18 bis 24 Segmenten. Der Blattstiel und die Blätter tragen am Rand zahlreiche Zähne, wovon sich der Name der Palme ableitet. Die runden oder eiförmigen Früchte, aus denen die Extrakte für Phytopharmaka gewonnen werden, sind etwa 2 cm groß und im reifen Zustand fast schwarz.

Kürbis

Auch ein Dickextrakt aus den Samen des Kürbisses (DEV 15-25:1; Auszugsmittel 92 Prozent Ethanol) ist zur Behandlung der Anfangsstadien des BPS zugelassen (Granu Fink Prosta forte). Der Extrakt ist wirksam, die Evidenzbasis hierfür ist allerdings nicht ganz so groß wie bei der oben genannten Kombination aus Sägepalme und Brennnessel.

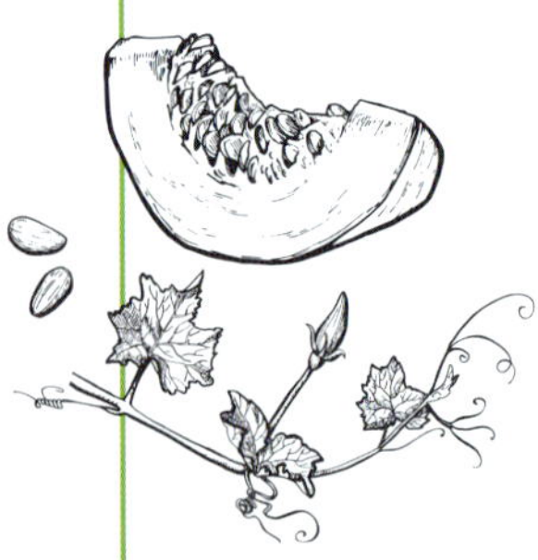

Kürbis

Der Kürbis (*Cucurbita pepo*) ist eine einjährige, krautige Pflanze, die kriechend auf dem Boden wächst und mehrere Meter lang werden kann. Er besitzt gelappte, herzförmige Blätter und große, gelbe, trichterförmige Blüten. Da der Kürbis aus den tropischen Regionen Mittel- und Südamerikas stammt, ist er recht kälteempfindlich. Die Früchte, die er hervorbringt, werden botanisch als Panzerbeeren bezeichnet. Sie sind meist gelb oder orange gefärbt und können bis zu 30 kg auf die Waage bringen: Es sind die größten Früchte im Pflanzenreich.

Wechseljahresbeschwerden

Die Wechseljahre, auch Klimakterium genannt, machen vielen Frauen zu schaffen. Durch die nachlassende Funktion der Eierstöcke findet meist im Alter von 45 bis 55 Jahren ein tiefer Einschnitt im weiblichen Hormonhaushalt statt: Die Östrogen- und Progesteron-Produktion verringert sich stark. Zu den typischen Wechseljahresbeschwerden zählen Hitzewallungen, Schlafstörungen, Gereiztheit und Stimmungsschwankungen. Bei ungefähr einem Drittel der Frauen sind die Beschwerden so stark, dass sie behandelt werden müssen. Standard ist die Hormonersatztherapie zum Beispiel mit einem östrogenhaltigen Gel. Auch die Phytotherapie kann Wechseljahresbeschwerden wirksam lindern. Die Einnahme von Phytopharmaka sollte unbedingt mit dem Frauenarzt besprochen werden. Bei Brustkrebs und anderen hormonabhängigen Tumoren dürfen diese Präparate nicht angewendet werden.

Traubensilberkerze

Verschiedene Trockenextrakte aus dem Wurzelstock der Traubensilberkerze haben von der EMA aufgrund der positiven Ergebnisse klinischer Studien den well-established use für die Behandlung von Wechseljahresbeschwerden zuerkannt bekommen:

DEV	Auszugsmittel	Produktbeispiele
5–10:1	58 Prozent Ethanol	Klimadynon
4,5–8,5:1	60 Prozent Ethanol	Cimicifuga AL, Cimicifuga STADA, Femikliman uno, Feminon C, Femi-Sabona, Galafem, Klimadynon uno, Kofemin Klimakterium, Natu-fem, Pujola, Sinei
6–11:1	40 Prozent Isopropanol	Remifemin, Remifemin mono

Die Effekte einer Behandlung zeigen sich nicht sofort, sondern erst nach etwa zwei bis vier Wochen. Welche Inhaltsstoffe für die Wirkung verantwortlich sind, ist nicht geklärt. Relevant könnten eventuell die sogenannten Triterpene sein. Bei Leberbeschwerden dürfen Cimicifuga-Präparate nicht angewendet werden.

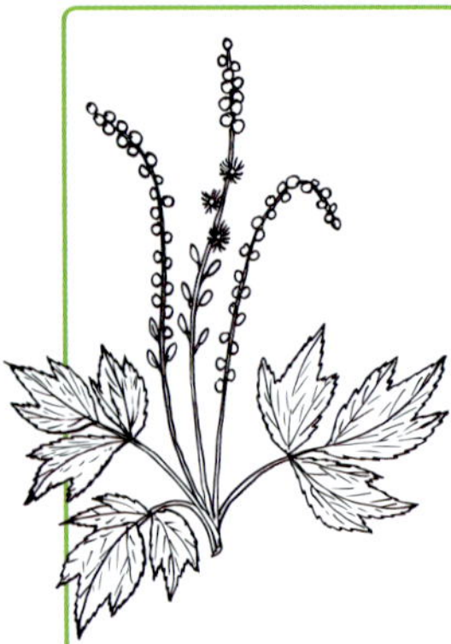

Traubensilberkerze

Die Traubensilberkerze (*Actaea racemosa*, alter Name *Cimicifuga racemosa*), die zu den Hahnenfußgewächsen (*Ranunculaceae*) gehört, stammt aus dem östlichen Nordamerika und Kanada. Bereits Indianervölker schätzten sie als Heilkraut. Die ausdauernde, krautige Pflanze besitzt ein dicht bewurzeltes Rhizom und einen großen Blütenstand, der am Ende eines bis zu 2 m langen Stängels sitzt und aus zahlreichen kleinen, weißen Blüten besteht. Die Einzelblüten fallen durch die vielen (bis zu hundert) Staubblätter auf.

Traubensilberkerze und Johanniskraut

Eine Kombination aus einem Trockenextrakt aus Cimicifugawurzelstock (eingestellt auf 1 mg 27-Deoxyactein) und einem Trockenextrakt aus Johanniskraut (eingestellt auf 0,25 mg Hypericin) findet sich in dem Präparat Remifemin plus, dessen Wirksamkeit bei Wechseljahresbeschwerden gut belegt ist. Bei dieser Kombination kann vor allem das Johanniskraut Wechselwirkungen mit anderen Arzneimitteln haben (siehe dazu den entsprechenden Abschnitt zu Johanniskraut auf Seite 74).

Rhapontikrhabarber

Das Präparat femi-loges enthält einen Trockenextrakt (DEV 16–26:1; Auszugsmittel: wässrige Calciumoxid-Lösung) aus der Wurzel des Rhapontikrhabarbers. Da klinische Studien nachweisen konnten, dass er Wechseljahresbeschwerden bessert, ist er zu diesem Zweck zugelassen. Für die Wirkung des Extrakts werden bestimmte Pflanzeninhaltsstoffe, die sogenannten Hydroxystilbene, verantwortlich gemacht. Sie besitzen eine ähnliche Wirkung wie das Hormon Östrogen und heißen daher auch Phytoöstrogene.

Rhapontikrhabarber

Der Rhapontikrhabarber (*Rheum rhaponticum*) heißt aufgrund seiner Herkunft auch Sibirischer Rhabarber. Botanisch zählt er zu den Knöterichgewächsen (*Polygonaceae*), die typischerweise am Ansatz jedes Blattstiels am Stängel eine hautartige Röhre tragen. Rhapontikrhabarber wird bis zu 2 m hoch, besitzt riesige Blätter und einen langen, mit vielen kleinen grünlich-weißen Einzelblüten bestückten Blütenstand. Medizinisch wird die Wurzel der Pflanze verwendet.

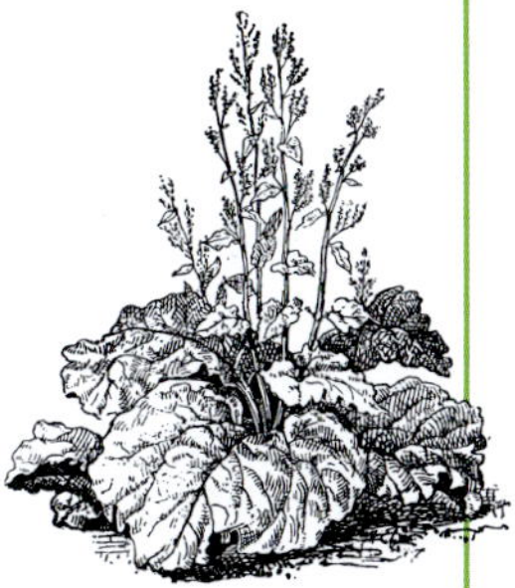

Prämenstruelles Syndrom

Bei etwa 30 bis 50 Prozent aller Frauen treten in den letzten Tagen vor Beginn der Regelblutung körperliche und psychische Beschwerden auf, die die Lebensqualität mitunter stark einschränken können: beispielsweise Kopfschmerzen, Bauchschmerzen, geschwollene Arme und Beine, Spannungsgefühle in den Brüsten, Stimmungsschwankungen und Reizbarkeit. Extrakte aus den Früchten des Mönchspfeffers können diese Symptome lindern.

Mönchspfeffer

Ein Trockenextrakt aus den Früchten des Mönchspfeffers, auch Keuschlamm genannt, besitzt zur Behandlung des prämenstruellen Syndroms aufgrund der guten Studienlage den Status well-established use der EMA. Er wird in einem DEV von 6-12:1 mit dem Auszugsmittel 60 Prozent Ethanol hergestellt. Die Dosierung liegt bei 20 mg Extrakt einmal pro Tag. Diese Angaben beziehen sich allerdings auf das Präparat Prefemin, das nicht in Deutschland, sondern in der Schweiz und anderen europäischen Ländern verfügbar ist.

Die in Deutschland erhältlichen Präparate (z. B. Agnucaston, Agnolyt, Femicur und viele weitere) haben eine niedrigere Extrakt-Tagesdosis (4 mg). Die EMA rechnet sie dem traditional use zu. Trotzdem existieren auch für diese Extrakte klinische Studien, die eine Wirksamkeit belegen, sodass sie bei prämenstruellem Syndrom empfohlen werden können.

Dopamin ist ein Botenstoff, der z. B. im Gehirn elektrische Reize zwischen einzelnen Nervenzellen weiterleitet.

Forscher haben herausgefunden, dass Mönchspfeffer das Dopamin-System im Gehirn positiv beeinflusst. Zusätzlich sorgt er dafür, dass weniger des Hormons Prolaktin freigesetzt wird, das am weiblichen Zyklus beteiligt ist. Mönchspfefferfrüchte enthalten viele verschiedene Inhaltsstoffgruppen, zum Beispiel Diterpene, Iridoide, Flavonoide und ätherisches Öl. Welche Stoffe die Wirkung bestimmen, lässt sich bisher nicht genau sagen. Nicht angewendet werden darf Keuschlamm in der Schwangerschaft und Stillzeit sowie bei Brustkrebs.

Mönchspfeffer

Der Mönchspfeffer (*Vitex agnus-castus*), ein 2 bis 4 m hoher Strauch, gehört zu den Lippenblütlern (*Lamiaceae*) und ist im Mittelmeerraum heimisch. Die handförmigen 5- bis 7-fach gefiederten Blätter ähneln denen der Hanfpflanze. Mönche haben die getrockneten, bräunlich-schwarzen und scharfschmeckenden Früchte nicht nur als Gewürz verwendet, sondern auch um ihre Libido zu unterdrücken. So erklärt sich der lateinische Name agnus-castus was Keusch-Lamm bedeutet.

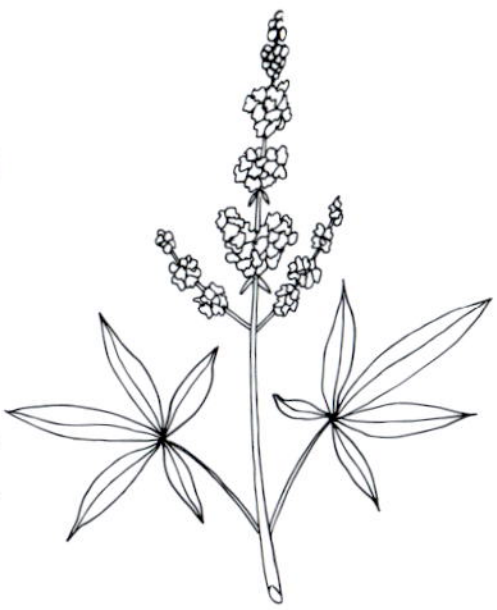

Harnwegsentzündungen

Von Harnwegsinfektionen sind in jüngeren Jahren überwiegend Frauen betroffen, im Alter treten sie bei Männern und Frauen gleich oft auf. Meist sind es körpereigene Darmbakterien, die über den Harnleiter in die Blase gelangen und dort eine Entzündung auslösen. Bemerkbar macht sich ein Harnwegsinfekt durch häufigen Harndrang und durch Schmerzen und Brennen beim Wasserlassen. In leichten Fällen hat sich die Phytotherapie zur Behandlung von Harnwegsinfekten bewährt.

Meerrettich und Kapuzinerkresse

Meerrettich wird nicht nur gerne zum Würzen verwendet, sondern eignet sich in der Kombination mit Kapuzinerkresse auch sehr gut dazu, Beschwerden bei Harnröhren- und Blasenentzündung zu lindern. Verantwortlich hierfür sind die scharfschmeckenden, schwefelhaltigen Senföle, die sich erst beim Schneiden der Pflanze bilden. Forscher haben entdeckt, dass Senföle Bakterien erfolgreich bekämpfen können und auch entzündungshemmende Eigenschaften besitzen. Die Kombination aus Kapuzinerkressenkraut- und Meerrettichwurzel-Pulver ist in Angocin Anti-Infekt N enthalten. In einer klinischen Studie stellte sich heraus, dass das Präparat auch dabei hilft, wiederkehrenden Harnwegsinfekten vorzubeugen. Nach Rücksprache mit dem Arzt darf das Phytopharmakon auch bei Kindern ab sechs Jahren angewendet werden. Bei akuten Nierenentzündungen muss man jedoch darauf verzichten.

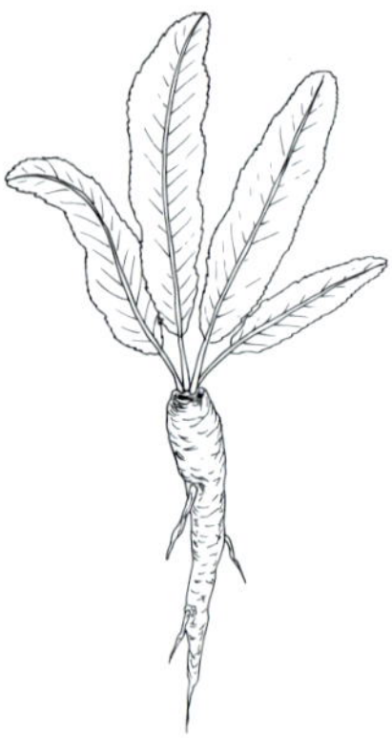

Meerrettich

Der Meerrettich (*Armoratia rusticana*) gehört botanisch zu den Kreuzblütlern (*Brassicaceae*), bei denen die vier Blütenblätter wie ein Kreuz angeordnet sind. Meerrettich stammt ursprünglich aus Osteuropa und war schon in der Antike bekannt. Vermutlich seit dem Mittelalter wird er auch in Deutschland angebaut. Er wächst als ausdauernde, krautige Staude und ist winterhart. Die Pflanze besitzt recht große, bis 50 cm lange Blätter und eine bis zu 40 cm lange Pfahlwurzel. Frisch ausgegrabene Wurzeln haben kein besonderes Aroma. Erst beim Schneiden werden die darin enthaltenen Senfölglykoside durch ein Enzym in die flüchtigen, scharf schmeckenden Senföle umgewandelt.

Gehirn und Nerven

Depressive Episode

Fast 20 Prozent aller Menschen erleben im Laufe ihres Lebens eine Zeit, in der sie depressiv sind, eine sogenannte depressive Episode. Ein Stimmungstief hat jeder einmal, bei einer Depression sind diese Gefühle jedoch viel ausgeprägter: Die Stimmung ist stark gedrückt, man fühlt sich traurig und ist niedergeschlagen. In einer solchen Phase empfinden viele das Leben als wertlos und ihnen fehlt jede Hoffnung, die Interessen und der

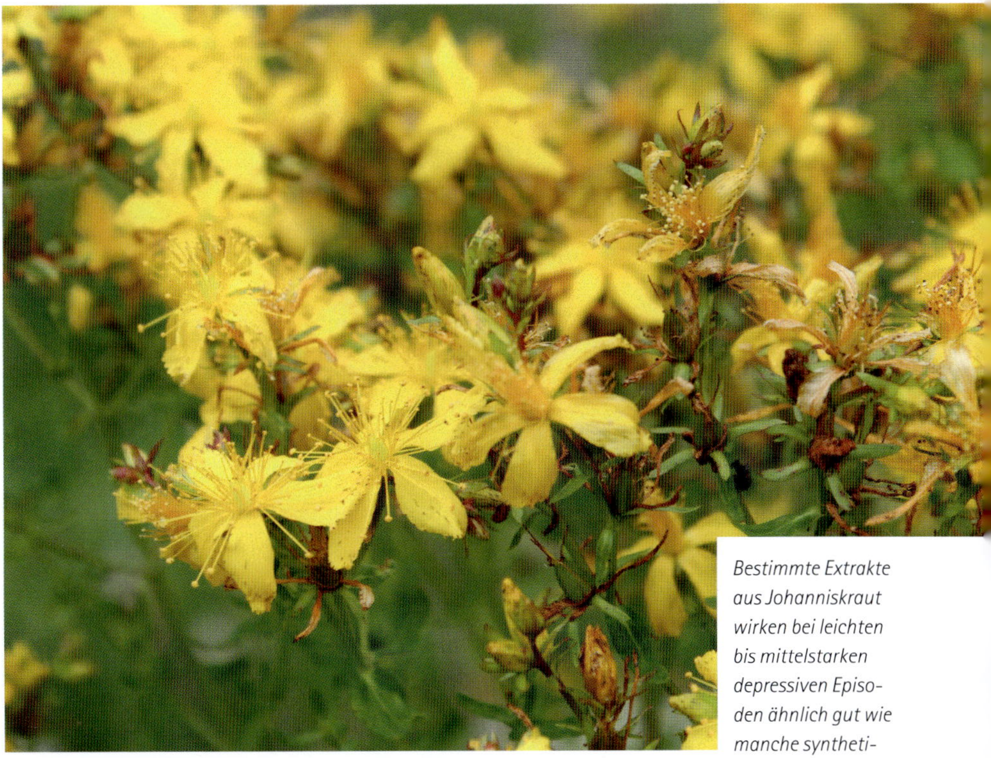

Bestimmte Extrakte aus Johanniskraut wirken bei leichten bis mittelstarken depressiven Episoden ähnlich gut wie manche synthetische Antidepressiva.

Antrieb gehen verloren. Oft kommen Konzentrationsprobleme, Angstgefühle, Schlafstörungen und Appetitverlust hinzu.

Bei leichten Formen einer depressiven Episode können Johanniskraut-Präparate aus der Apotheke sehr gut helfen. Sogar bei der mittelstarken Ausprägung, die immer ärztlich behandelt werden muss, wirkt Johanniskraut. Die entsprechenden Phytopharmaka sind in diesem Fall verschreibungspflichtig, und ihre Kosten werden von der gesetzlichen Krankenkasse übernommen. Dies ist eine von wenigen Ausnahmen, denn üblicherweise erstatten die Krankenkassen die Kosten für pflanzliche Präparate nicht, da diese meist nicht rezeptpflichtig sind.

Johanniskraut

Schon die Heilkundigen der Antike verwendeten Johanniskraut medizinisch. Sein besonderer Stellenwert zeigt sich an der immensen Zahl an wissenschaftlichen Arbeiten, die über die Inhaltsstoffe und Wirkung geschrieben wurden. Neben Ginkgo gehört Johanniskraut zu den am besten erforschten Arzneipflanzen der Welt.

Mehr als zwei Dutzend klinische Studien zeigen, dass Johanniskraut-Extrakte nicht nur wirksam, sondern den chemisch-synthetischen Antidepressiva sogar ebenbürtig sind – bei weniger Nebenwirkungen. Wissenschaftler können die Wirkung des Johanniskrauts zwar noch nicht vollständig erklären, sie haben aber entdeckt, dass die Inhaltsstoffe dieser Pflanze bestimmte Nervenbotenstoffe im Gehirn bei einer Depression positiv beeinflussen.

Folgende Extrakte sind zur Behandlung leichter, vorübergehender depressiver Störungen geeignet:

DEV	Auszugsmittel	Produktbeispiele
3–7:1	80 Prozent Methanol	Neuroplant Aktiv, Jarsin, Kira
3–6:1	80 Prozent Ethanol	Laif 900 Balance
3,5–6:1	50–68 Prozent Ethanol	Felis, Herbaneurin, Hypericum STADA, Hyperforat, Lemur, Johanniskraut 1A, Johanniskraut AL, Johanniskraut dura, Johanniskraut ratiopharm

Bei der Einnahme von Johanniskraut ist Folgendes zu beachten:

- Die Wirkung setzt nicht sofort ein. In den meisten Fällen ist nach etwa vier bis sechs Wochen mit einer spürbaren Besserung zu rechnen.
- Johanniskraut kann die Wirkung anderer Arzneimittel stark beeinflussen, sodass manche Kombinationen nicht möglich oder sogar gefährlich sind. Fragen Sie unbedingt in der Apotheke oder bei Ihrem Arzt nach, ob sich Ihre Medikamente mit dem Johanniskraut vertragen.

Johanniskraut

Das Echte Johanniskraut (*Hypericum perforatum*) wurde nach Johannes dem Täufer benannt, da es rund um den Feiertag der Geburt des Heiligen (24. Juni) blüht. Die ausdauernde, krautige Pflanze kann bis zu 1 m hoch werden und bringt hübsche, intensiv gelb leuchtende Blüten hervor. In den Blüten speichert die Pflanze ein stark rot gefärbtes Öl. Sehr interessant und charakteristisch für das Echte Johanniskraut sind die Blätter: Hält man sie gegen das Licht, erscheinen viele helle Tüpfel (perforatum = durchlöchert).

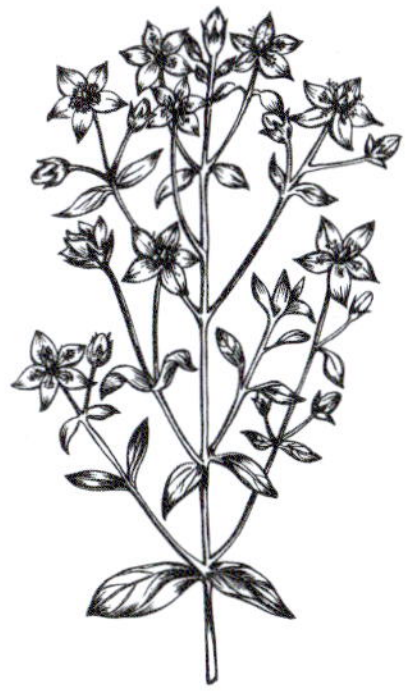

Demenzielles Syndrom

Morbus Alzheimer ist die häufigste Form der Demenz. Bei dieser Erkrankung des Gehirns, deren Ursachen nach wie vor unbekannt sind, kommt es zum Abbau der geistigen Fähigkeiten. Sie betrifft vor allem ältere Menschen ab 70 Jahren. Oft sind zuerst das Gedächtnis und die Orientierung gestört, auch emotionale Beeinträchtigungen treten auf. Die Demenz schreitet immer weiter fort und zieht dann auch die Sprache, das gesamte Denkvermögen und die Bewegungsfähigkeit in Mitleidenschaft. Nach wie vor ist für die Demenz keine Heilung in Sicht. Nur wenige Arzneimittel können bei Alzheimer eingesetzt werden. Sie mildern die Erkrankung jedoch lediglich in früheren Stadien etwas ab. Das Voranschreiten verhindern sie nicht.

Obwohl sie nicht rezeptpflichtig sind, stehen Präparate mit einem bestimmten Ginkgoblätterextrakt auf einer Ausnahmeliste zur Erstattung durch die gesetzlichen Krankenkassen.

Ginkgo

Ginkgo ist die wohl am besten untersuchte Arzneipflanze der Welt. In zahlreichen Studien haben Wissenschaftler herausgefunden, dass die Inhaltsstoffe der Blätter sich positiv auf die Energieproduktion des Gehirns auswirken. Ginkgo stärkt nicht nur die Fähigkeit der Nervenzellen, sich untereinander zu vernetzen, sondern fördert auch die Durchblutung. Wie Forscher in vielen klinischen Studien nachgewiesen haben, dämpft ein Spezialextrakt aus Ginkgoblättern die geistigen Leistungseinbußen und verbessert die Lebensqualität bei Patienten, die von leichten Demenzformen betroffen sind.

DEV	Auszugsmittel	Produktbeispiele
35–67:1	60 Prozent Aceton	Tebonin, Kaveri, Rökan, Binko, Craton, Gingium, Gingobeta, Ginkobil ratiopharm und viele mehr

Ginkgobaum

Der Ginkgobaum (*Ginkgo biloba*) ist ein lebendes Fossil, denn er ist der einzige noch existierende Vertreter einer ausgestorbenen Pflanzenklasse. Es gibt weibliche und männliche Ginkgobäume, Fachleute nennen das „zweihäusig". Seine schönen, zweilappigen und fächerförmigen Blätter sind in der Pflanzenwelt einmalig. Die Heimat des Ginkgos liegt in Ostasien, von wo er zu Beginn des 18. Jahrhunderts von Seefahrern nach Europa mitgebracht wurde. Mittlerweile wird Ginkgo als Stadtbaum sehr geschätzt, da er sich gut gegen viele Schädlinge und auch gegen Abgase behaupten kann.

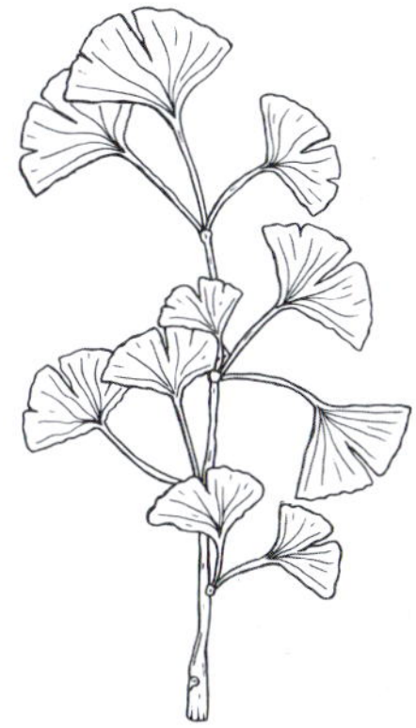

Unruhezustände und nervös bedingte Einschlafstörungen

Chemisch-synthetische Mittel zur Behandlung von Unruhe, Angst und Schlafstörungen sind zwar meist sehr wirksam, haben aber häufig Nebenwirkungen und können abhängig machen. Pflanzliche Beruhigungsmittel sind hingegen mild wirksam, haben kaum Nebenwirkungen und machen nicht abhängig.

Lavendel

Den intensiven Duft des Lavendels kennt wohl jeder. Hierfür sorgt das in den Blüten enthaltene ätherische Öl. Lavendel schätzen Heilkundige seit vielen Jahrhunderten als beruhigende Arzneipflanze. In neuen klinischen Studien hat sich herausgestellt, dass Lavendelöl innere Unruhe und Angstgefühle sehr gut lindert. Auch die mit diesen Beschwerden verbundenen Schlafstörungen werden gebessert. Vorteilhaft ist, dass Lavendelöl tagsüber nicht müde macht und auch keine Gefahr besteht, davon abhängig zu werden. Lavendelöl ist auch in Kapselform in der Apotheke erhältlich (z. B. Lasea).

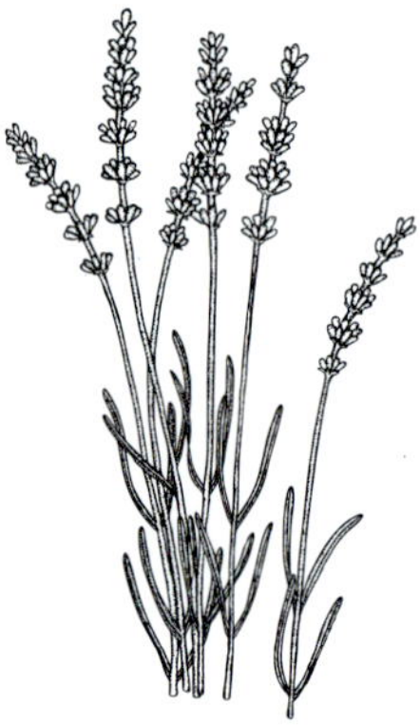

Lavendel

Wegen seiner hübschen violettblauen Blüten und seines aromatischen Dufts ist der Echte Lavendel (*Lavandula angustifolia*) eine beliebte Gartenpflanze. Berühmt sind die großen Lavendelfelder der Provence. Das in den Blüten enthaltene ätherische Öl wird durch Wasserdampfdestillation gewonnen. Botanisch gehört die Pflanze, die aus dem Mittelmeergebiet stammt, zu den Lippenblütlern (*Lamiaceae*). Der Gattungsname *Lavandula* leitet sich von dem lateinischen Wort lavare für waschen ab, wahrscheinlich weil Lavendel schon viele Jahrhunderte als Badezusatz verwendet wird.

Baldrian

Die Wurzel des Echten Baldrians (*Valeriana officinalis*) hat seit jeher einen guten Ruf als beruhigende pflanzliche Droge. Klinische Studien haben bestätigt, dass Trockenextrakte mit einem DEV von 3–7,4:1, die mit dem Auszugsmittel 40–70 Prozent Ethanol hergestellt werden, nervöse Unruhe und Schlafstörungen lindern (z. B. Abtei Baldrian forte, Baldrian ratiopharm, Baldrian tetesept Schlaf-Dragees, Baldrivit, Baldriparan Stark für die Nacht, Baldurat, Euvegal balance, Kneipp schlaf gut, Moradorm Beruhigung Baldrian, Luvased mono, Sedonium). Bei nervöser Unruhe nimmt man am besten dreimal pro Tag eine Dosis von 400 bis 600 mg Trockenextrakt ein. Schlafstörungen lassen sich mit einer Einzeldosis eine halbe Stunde vor dem Zubettgehen behandeln. Baldrian besitzt sehr viele verschiedene Gruppen an Inhaltsstoffen, von denen aber bisher nicht genau bekannt ist, welche wichtig sind und wie sie wirken.

Baldrian

Der Echte Baldrian (*Valeriana officinalis*), der botanisch zu den Geißblattgewächsen (*Caprifoliaceae*) gehört, ist eine krautige Pflanze mit gefiederten Blättern und wird bis zu zwei Meter hoch. Die Pflanze blüht von Juni bis September, die vielen kleinen Blüten sind weiß bis zartrosa gefärbt. Für die Herstellung von Phytopharmaka nutzt man die Wurzel, die frisch ausgegraben geruchlos ist. Erst bei der Trocknung entsteht die Substanz Isovaleriansäure, die für den durchdringenden, recht unangenehmen Baldriangeruch verantwortlich ist.

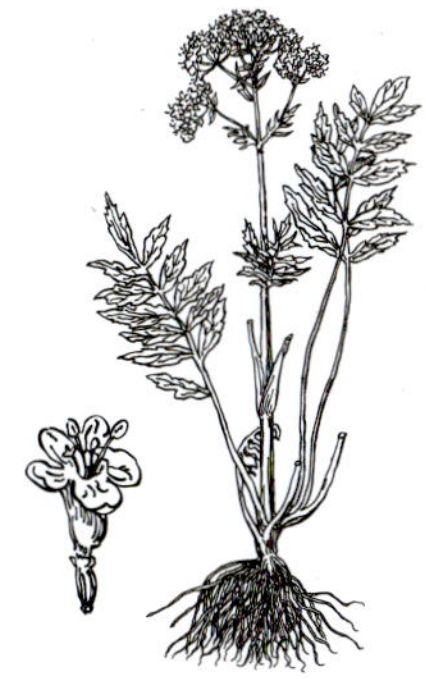

Zweifach- und Dreifach-Kombinationen mit Baldrian

Neben Präparaten mit Baldrianwurzel als einzigem Bestandteil gibt es zahlreiche Phytopharmaka, die Zweifach- und Dreifach-Kombinationen mit altbewährten, beruhigenden Arzneipflanzen enthalten. Hierzu zählen Hopfenzapfen, Melissenblätter, Passionsblumenkraut und Johanniskraut. In der Kombination können sich die Eigenschaften der Arzneipflanzen ergänzen und verstärken. Für die Kombination Baldrianwurzel-Hopfenzapfen wurde aufgrund positiver Studienergebnisse von der EMA der Status well-established use vergeben:

Extrakte	DEV	Auszugsmittel	Produktbeispiele
Baldrianwurzel-Trockenextrakt	4–8:1	45–51 Prozent Methanol	Abtei Baldrian-Hopfen Beruhigungs-Dragees, Allunapret
Hopfenzapfen-Trockenextrakt	3–10:1	40–51 Prozent Methanol	

Kopfschmerzen

Pfefferminze

Pfefferminzöl, auf die Stirn und Schläfen aufgetragen, lindert leichte bis mittelschwere Spannungskopfschmerzen. Nachgewiesen wurden diese Effekte in klinischen Studien mit dem Präparat Euminz, das 10 Prozent Pfefferminzöl gelöst in Ethanol enthält. Schon 15 Minuten nach der Anwendung verringerte sich der Kopfschmerz der Patienten. Im direkten Vergleich mit den Schmerzmitteln Acetylsalicylsäure und Paracetamol erwies sich das Pfefferminzöl als ebenbürtig. Euminz ist bereits für Kinder ab sechs Jahren geeignet. Die Wirkung des ätherischen Öls beruht auf der Substanz Menthol, die kühlende und schmerzstillende Eigenschaften besitzt.

Bewegungsapparat

Rücken-, Muskel- und Gelenkschmerzen

Schmerzen des Bewegungsapparats sind ein Volksleiden. Häufig werden sie durch Fehlbelastungen, Gelenkverschleiß (fachsprachlich Arthrose), oder rheumatische Erkrankungen verursacht. Bei einigen Menschen ist der Rücken die Schwachstelle, bei anderen das Knie- oder Hüftgelenk. Bevor man eine Phytotherapie gegen diese Schmerzen beginnt, klärt am besten erst einmal der Arzt, wo genau die Ursachen liegen.

Teufelskralle

Zur Teufelskralle gibt es zwar viele klinische Studien, allerdings mit uneinheitlichen Ergebnissen. Daher hat die EMA für

Teufelskrallenwurzel lediglich den Status traditional use vergeben. Trotzdem gibt es in diesen Studien Hinweise darauf, dass folgende Trockenextrakte sowohl gegen Rückenschmerzen als auch gegen Verschleißerscheinungen in den Hüftgelenken empfohlen werden können:

DEV	Auszugsmittel	Produktbeispiele
4,4–5:1	60 Prozent Ethanol	Rivoltan Teufelskralle 480 mg, Cefatec 480, Jucurba forte 480, Pasco-Agil 240 mg, Sogoon, Teltonal Teufelskralle 480, Teufelskralle-ratiopharm und weitere
1,5–2,5:1	Wasser	Doloteffin, Harpagoforte, Harpavit, Rheuma-Sern

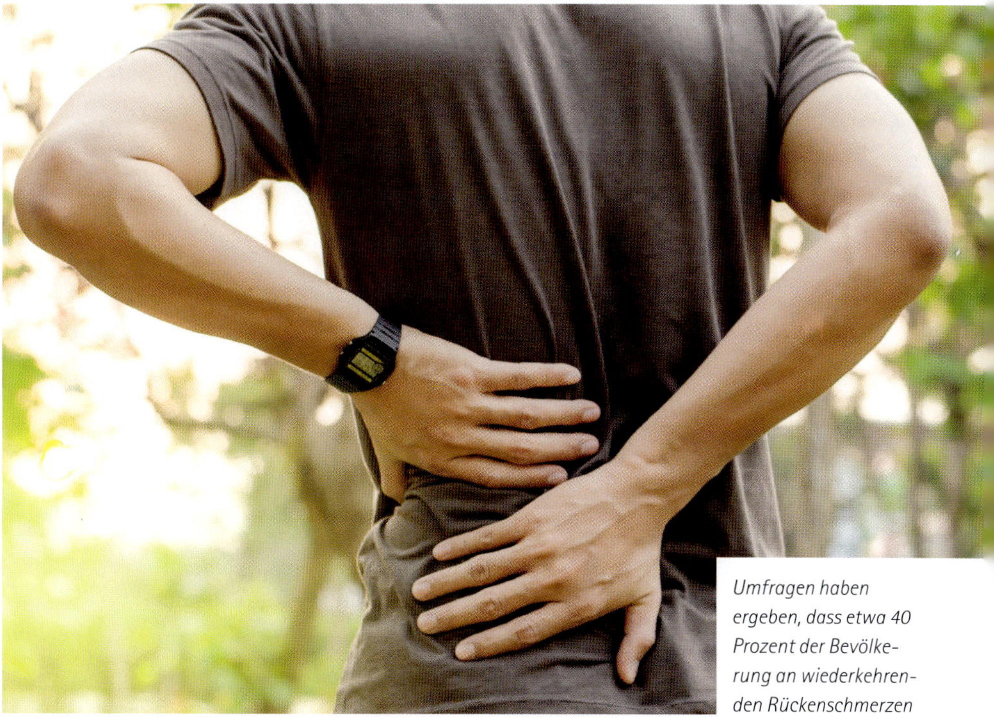

Umfragen haben ergeben, dass etwa 40 Prozent der Bevölkerung an wiederkehrenden Rückenschmerzen leiden.

Um eine gute Wirkung zu erzielen, sollten vom Ethanol-Extrakt 960 mg pro Tag, vom Wasser-Extrakt 2400 mg pro Tag eingenommen werden. Wie die Teufelskralle genau wirkt, ist nicht bekannt, Forscher vermuten aber entzündungshemmende Eigenschaften. Da die Pflanze Bitterstoffe enthält, die die Produktion von Magensaft steigern können, darf Teufelskralle bei Magen- und Zwölffingerdarmgeschwüren nicht angewendet werden.

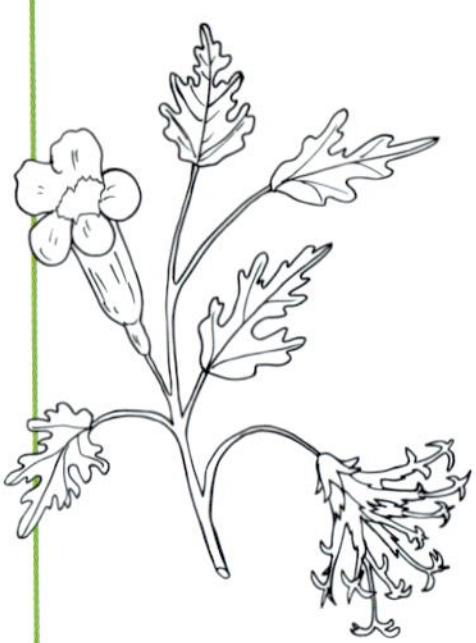

Teufelskralle

Die Teufelskralle (*Harpagophytum procumbens*) ist eine Savannenpflanze und wächst kriechend auf dem Boden. Sie stammt aus dem Süden des afrikanischen Kontinents. Ihren Namen hat sie von den besonderen Früchten, die aus Armen bestehen, die wie Enterhaken (griechisch harpagos) – oder eben wie die Kralle des Teufels – aussehen. Dank der Haken bleiben die Früchte im Fell von Tieren hängen, die den Samen dann verbreiten.

Dreifach-Kombination aus Pappel, Esche, Goldrute

Drei pflanzliche Drogen, nämlich Eschenrinde, Zitterpappelrinde und -blätter und Echtes Goldrutenkraut stecken in Form einer Tinktur in dem Präparat Phytodolor. Die entzündungshemmenden Stoffe dieser Arzneipflanzen helfen bei Muskel- und Gelenkschmerzen wie beispielsweise bei rheumatischen Erkrankungen, beim Hexenschuss und bei Problemen mit dem Ischias-Nerv. Dreimal täglich 30 Tropfen sind die übliche Dosierung, die bei stärkeren Schmerzen auf dreimal täglich 40 Tropfen erhöht werden kann. Am besten gibt man die Tropfen in ein Glas mit etwas Wasser. Die maximale Behandlungszeit beträgt vier Wochen. Bei Magen- und Zwölffingerdarmgeschwüren darf das Präparat nicht verwendet werden.

Beinwell

Der Beinwell ist eine altbewährte Arzneipflanze zur Behandlung von Rücken-, Muskel- und Gelenkschmerzen. Er hemmt Entzündungen, lindert Schmerzen, wirkt abschwellend und fördert die Wundheilung.

Zur äußerlichen Behandlung bei Schmerzen der Rückenmuskulatur und des Kniegelenks (Arthrose) eignet sich der in Kytta Schmerzsalbe enthaltene Fluidextrakt (DEV 1:2; Auszugsmittel 60 Prozent Ethanol). Er stammt aus der Wurzel des Echten Beinwells. Auch schmerzhafte Schwellungen nach einer Zerrung, Prellung oder Verstauchung lindert er. Die Wirksamkeit ist belegt: In einer klinischen Untersuchung schnitt der Beinwellwurzelextrakt bei einer Knöchelverstauchung ebenso gut ab wie ein Diclofenac-Schmerzgel. Da der Extrakt sehr gut verträglich ist, kann er bei chronischen Schmerzen über längere Zeit angewendet werden.

Der Futter-Beinwell (*Symphytum x uplandicum*) ist eine Kreuzung aus dem Echten Beinwell und dem Rauen Beinwell. Für das Präparat Traumaplant wird nicht nur der Presssaft (DEV 3–8:1) aus frischem Futter-Beinwellkraut genutzt, sondern auch der Rückstand, der beim Pressen entsteht: Er wird mit 30 Prozent Ethanol extrahiert (DEV 3–10:1) und mit dem Presssaft gemischt. Die aus dieser Mischung hergestellte Creme lindert Muskel- und Gelenkschmerzen, die bei Prellungen oder Stauchungen auftreten. Da Beinwell die Wundheilung fördert, profitieren auch kleinere Hautwunden, die bei diesen stumpfen Verletzungen entstehen können, von der Creme.

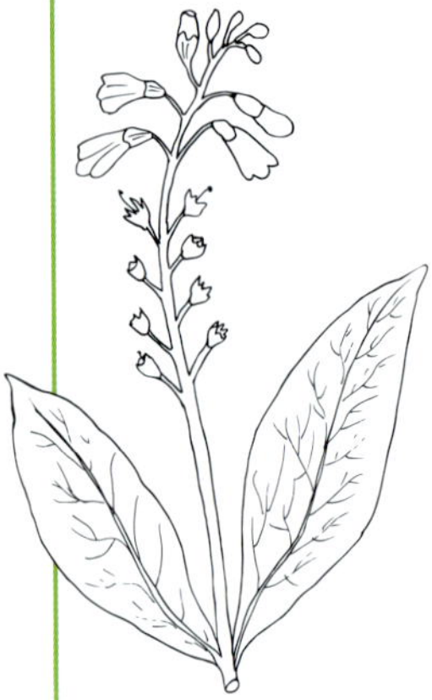

Beinwell

Der Name Beinwell bezieht sich auf die traditionelle Verwendung bei Wunden und Knochenbrüchen. Echter Beinwell, *Symphytum officinale*, ist eine ausdauernde, krautige Pflanze und wird bis zu einem Meter hoch. Im Erdreich verläuft eine dicke, rübenförmige Pfahlwurzel. Beheimatet ist die Pflanze in Europa und Westasien, sie kommt aber mittlerweile auch in Nordamerika vor. Botanisch zählt der Beinwell zu den Borretsch- oder Raublattgewächsen (*Boraginaceae*). In der Tat ist der Beinwell sehr rau, denn sowohl der Stängel als auch seine großen Blätter sind mit kleinen Borstenhaaren übersät. Die zahlreichen rotvioletten Blüten hängen in dichten kleinen Paketen nach unten und sind vor allem für Hummeln sehr attraktiv.

Cayennepfeffer

Cayennepfeffer, auch Chili genannt, ist eine besonders scharfe Paprikasorte. Für die Schärfe sorgt der Inhaltsstoff Capsaicin. Als Dickextrakt (DEV 4–7:1; Auszugsmittel 80 Prozent Ethanol) kommt Cayennepfeffer zum Beispiel in Finalgon CPD Wärmecreme, Capsagamma Dolor Creme, Hot Thermo dura C Creme oder Thermo Bürger Salbe vor. Durch Capsaicin erweitern sich die Blutgefäße der Haut, und sie rötet sich. Die Haut und das Muskelgewebe werden stärker durchblutet, und Muskelverspannungen lockern sich. Die Wärmecreme ist vor allem bei Muskelschmerzen im Bereich der Schulter-, Hals- und Lendenwirbelsäule und auch bei Weichteilrheumatismus zu empfehlen. Dreimal täglich sollte man einen etwa 2 cm langen Creme-Strang auf die schmerzende Stelle auftragen. Nach dem Eincremen muss man sich unbedingt die Hände waschen, denn gelangt Capsaicin von dort versehentlich ins Auge oder auf Schleimhäute wäre es überaus schmerzhaft und gefährlich.

Tipp: Einmalhandschuhe zum Einreiben verwenden. Da Capsaicin die Haut reizt, darf man die Creme nicht auf verletzte oder entzündete Stellen bringen. Nach drei Wochen Behandlung braucht der eingecremte Hautbereich eine Pause von zwei Wochen.

Paprika

Seit vielen tausend Jahren nutzt der Mensch Paprika (*Capsicum annum*). Christoph Kolumbus brachte den Paprika, der in Mittel- und Südamerika beheimatet ist, Ende des 15. Jahrhunderts von seinen Entdeckungsreisen mit nach Europa. Ob Paprika mild schmeckt (Gemüsepaprika), leicht scharf (Peperoni) oder eher feurig (Chili) hängt von der Menge des Scharfstoffs Capsaicin ab, der in der Frucht enthalten ist. Paprika gehört botanisch zu den Nachtschattengewächsen (Solanaceae) und seine Früchte sind wissenschaftlich betrachtet keine Schoten, sondern Beeren.

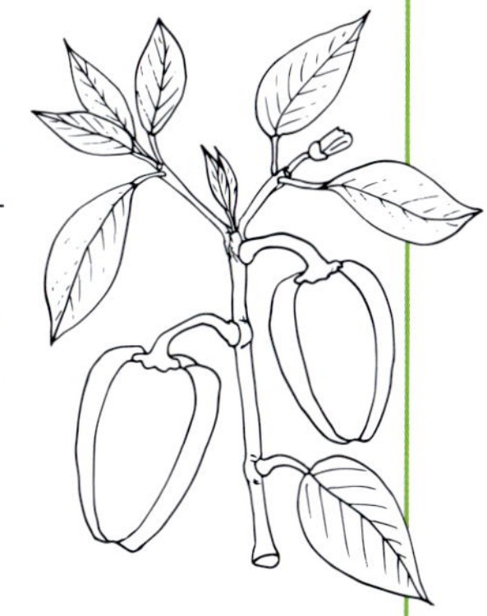

Herz-Kreislauf-System

Chronisch-venöse Insuffizienz

Von der chronisch-venösen Insuffizienz sind überwiegend Frauen betroffen. Diese Erkrankung der Beinvenen beruht meist auf einer fehlerhaften Funktion der Venenklappen, die für den Transport des Bluts aus den Beinen in Richtung Herz zuständig sind. Die Fehlfunktion stört die Durchblutung in den Unterschenkeln und Füßen, so dass in der Folge die Haut und das Bindegewebe nicht mehr richtig mit Blut versorgt werden und sich entzünden können.

Typische Symptome einer chronisch-venösen Insuffizienz sind dumpfe Schmerzen, Spannungsgefühle und

Wassereinlagerungen, sogenannte Ödeme, in den Beinen. In sehr schweren Fällen kann es zu Hautschäden bis hin zu offenen Stellen kommen. Die häufigste und bekannteste Form der Behandlung ist die Kompression der Unterschenkel mit Stützstrümpfen. Nach Rücksprache mit dem Arzt stellt aber auch die Phytotherapie – insbesondere bei ersten Anzeichen der Erkrankung – eine sehr gute Behandlungsmöglichkeit dar.

Rosskastanie

Die Rosskastanie ist im Gegensatz zur Esskastanie nicht zum Verzehr geeignet.

Die Samen der Rosskastanie enthalten ein besonderes Stoffgemisch, das Aescin genannt wird. In klinischen Studien konnte die Wirksamkeit von Aescin bei chronisch-venöser Insuffizienz nachgewiesen werden. Forscher fanden heraus, dass Aescin die Gefäßwände abdichten kann, sodass sich weniger Wasser im Gewebe ansammelt. Vermutlich hat das Stoffgemisch auch entzündungshemmende Eigenschaften.

Damit das Präparat gut wirkt, muss die Dosis stimmen: 100 mg Aescin pro Tag, beispielsweise verteilt auf morgens und abends jeweils 50 mg, müssen es für eine gute Wirkung schon sein. Das gewährleisten alle Phytopharmaka, die einen Trockenextrakt enthalten (Auszugsmittel: 40–80 Prozent Ethanol) und auf eine bestimmte Menge an Aescin eingestellt sind. Außerdem braucht der Patient etwas Geduld, denn ein spürbarer Behandlungserfolg setzt meist erst nach ungefähr vier Wochen ein. Eine Langzeittherapie ist nach Rücksprache mit dem Arzt durchaus sinnvoll.

Produktbeispiele: Aescuven, Plissamur, Venen-Tabletten STADA retard, Venentabs-ratiopharm, Veno-biomo retard, Venodura retard, Venoplant retard S, Venosin retard, Venostasin retard.

Rosskastanie

Die Heimat der Rosskastanie (*Aesculus hippocastanum*) liegt auf dem Balkan, von wo aus sie sich über ganz Mitteleuropa verbreitet hat. Botanisch gehört sie zu den Seifenbaumgewächsen (Sapindaceae). Sie erreicht stattliche Höhen von bis zu 30 Metern und kann einige Hundert Jahre alt werden. Mit ihren großen Blättern ist sie ein idealer Schattenspender in Parkanlagen und Biergärten. Zu schaffen macht ihr vor allem die Miniermotte, die sich von den Blättern ernährt und den Baum stark schädigen kann. Medizinisch verwendet werden die glänzend-braunen Samen, die von einer dicken, stacheligen Hülle geschützt werden.

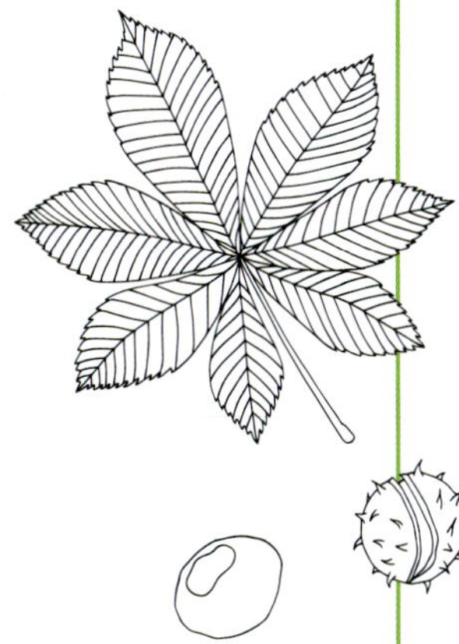

Weinlaub

Die Präparate Antistax extra Venentabletten und Antiveno Heumann Venentabletten enthalten einen Trockenextrakt aus dem roten, also im Herbst geernteten Laub der Weinrebe (*Vitis vinifera*) und sind ebenfalls zur Behandlung der Veneninsuffizienz geeignet. Das DEV liegt bei 4–6:1, als Auszugsmittel wird Wasser verwendet. Mit 360–720 mg Trockenextrakt pro Tag erzielt man den gewünschten Effekt, der aber wie bei der Rosskastanie nicht sofort einsetzt, sondern erst nach etwa zwei bis drei Wochen. Auch hier ist eine langfristige Einnahme sinnvoll, damit sich die Beschwerden nachhaltig bessern. Auch wenn die Inhaltsstoffe des Weinlaubs, die Flavonoide, nicht mit denen der Rosskastanie, den Saponinen, verwandt sind, wirken sie dennoch auf ähnliche Weise: Sie dichten die Venenwände ab und verringern Entzündungen.

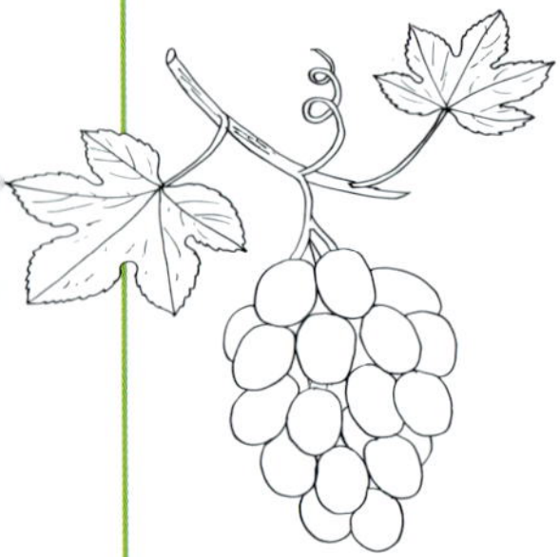

Weinrebe

Die Weinrebe (*Vitis* vinifera) gehört zu den ältesten Kulturpflanzen der Menschheit, die sie bereits 5000 vor Christus anbaute. Von einer Unterart der Weinrebe, der Echten Weinrebe, stammen diejenigen Weintrauben, die wir uns als Tafeltrauben und Rosinen oder als Traubensaft und – in veredelter Form – als Wein schmecken lassen. Aufgrund ihrer Sprossranken können Weinreben bis zu 10 Meter hoch klettern. Als Ausgangsstoff für die Arzneimittel bei Veneninsuffizienz dienen nicht die Trauben, sondern die Blätter der Weinrebe.

Herzinsuffizienz

Wenn das Herz nicht mehr in der Lage ist, den Körper ausreichend mit Blut zu versorgen, spricht man von einer Herzinsuffizienz. Bemerkbar macht diese schwere Herzerkrankung vor allem durch schnelle Ermüdung und Atemnot bei körperlicher Anstrengung und durch Wasseransammlungen an den Knöcheln, in den Unterschenkeln und im Bauch. Betroffen sind überwiegend ältere Patienten, die dauerhaft ärztlich behandelt werden müssen. An einer fortgeschrittenen Herzinsuffizienz versterben pro Jahr in Deutschland etwa 50.000 Patienten, womit sie die dritthäufigste Todesursache ist. Chemisch-synthetische Wirkstoffe, zum Beispiel ACE-Hemmer, Betablocker und Diuretika, verlängern die Lebenszeit, verzögern das Fortschreiten der Erkrankung und lindern die Beschwerden der Patienten. Die Phytotherapie kann das unterstützen, darf aber immer nur in Rücksprache mit dem Arzt zum Einsatz kommen.

Weißdorn

Die Blätter und Blüten verschiedener Weißdorn-Arten werden zu Trockenextrakten verarbeitet, die die Beschwerden leichter Formen der Herzinsuffizienz verringern können. In klinischen Studien getestet wurden die Trockenextrakte Crataegutt (4–6,6:1; Auszugsmittel 45 Prozent Ethanol) und Faros (4–7:1; Auszugsmittel 70 Prozent Methanol). Auf dem Markt sind auch viele andere Präparate mit vergleichbarer Zusammensetzung erhältlich. Morgens und abends müssen jeweils 450 mg Extrakt eingenommen werden, um auf die nötige Tagesdosis von 900 mg zu kommen. Die Lebenszeit von Herzinsuffizienz-Patienten verlängern diese Präparate allerdings nicht, sodass sie auf die Behandlung mit chemisch-synthetischen Arzneimitteln keinesfalls verzichten dürfen. Wie Forscher herausfanden, erhöht Weißdorn die Schlagkraft und die Durchblutung des Herzmuskels.

Weißdorn

Die Weißdorne (*Crataegus*-Arten) wachsen als Sträucher oder kleine Bäume und gehören botanisch zu den Rosengewächsen (Rosaceae), was man den hübschen weißen oder rosafarbigen Blüten auch unmittelbar ansieht. Beheimatet sind die Weißdorne auf der Nordhalbkugel der Erde, vor allem im östlichen Nordamerika und in Europa. Der Name *Crataegus* bezieht sich wahrscheinlich auf das harte Holz der Pflanze, denn das griechische Wort krataiós bedeutet stark. Die pharmazeutisch verwendete Droge „Weißdornblätter mit Blüten" stammt aus Wildsammlungen in Ländern des Balkans.

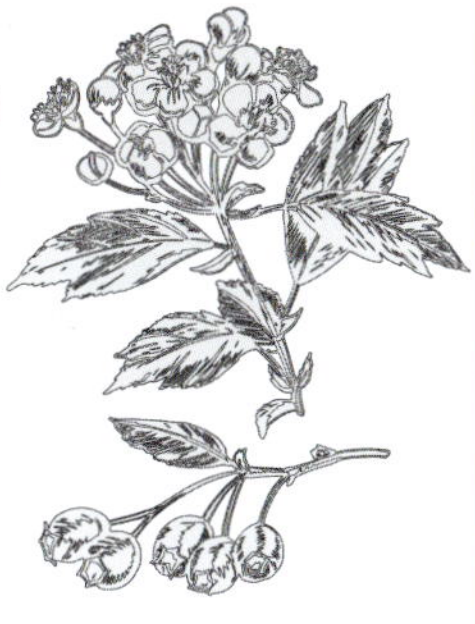

Hypotone Kreislaufstörungen

Ein niedriger Blutdruck, fachsprachlich Hypotonie genannt, ist im Gegensatz zu hohen Blutdruckwerten, der Hypertonie, an sich keine ernste Erkrankung. Typisch sind Benommenheit, Schwindel, unsicherer Gang, Sehstörungen („schwarz vor Augen") und Ohrensausen. Unangenehm bemerkbar macht er sich beim Aufstehen aus dem Liegen, aus der Hocke und nach dem Bücken. Besonders bei älteren Personen können dadurch ernsthafte Probleme entstehen. Bevor die Phytotherapie zum Einsatz kommt, gilt: Die Beschwerden am besten von einem Arzt untersuchen lassen.

Campher und Weißdorn

Bei Asthmapatienten kann Campher zu einer Verkrampfung der Bronchialmuskulatur führen.

Das Präparat Korodin Herz-Kreislauf-Tropfen enthält nicht nur einen Fluidextrakt (DEV 1:1,3–1,5; Auszugsmittel 93 Prozent Ethanol) aus frischen Weißdornfrüchten, sondern vor allem auch Campher. Dieser Naturstoff kommt im Harz des Kampferbaums vor. Er riecht äußerst intensiv und regt den Kreislauf an. Dreimal täglich 10 Tropfen auf einen Zuckerwürfel oder auch direkt auf die Zunge gegeben lindern die Schwindelanfälligkeit bei niedrigem Blutdruck. Personen, die an Asthma oder anderen Atemwegserkrankungen leiden, müssen auf campherhaltige Arzneimittel verzichten. Tipp: Da Campher nicht wasserlöslich ist, sollten die Tropfen nicht in ein Glas Wasser geben werden.

Haut

Lippenherpes

Einmal Herpes, immer Herpes. Ursache von Lippenherpes ist das Herpes-simplex-Virus, von dem man oft schon im Kindesalter angesteckt wird. Es bleibt lebenslang im Körper und bricht immer wieder aus – vor allem in Stresssituationen. Besonders häufig treten die lästigen Herpesbläschen im Übergangsbereich zwischen Lippen und Gesichtshaut auf. Bei den ersten Anzeichen des Herpes, dem typischen Kribbeln, handelt man am besten sofort: Die Phytotherapie hat einen gut wirksamen Extrakt aus der Melisse anzubieten.

Melisse

Die Melisse hat seit der Antike einen guten Ruf als Heilpflanze. Ihre ätherischen Öle entfalten einen intensiven, aromatischen Duft. Gegen Lippenherpes ist aber nicht das ätherische Öl wirksam, sondern die Gerbstoffe, die in der Pflanze stecken und die man mit Wasser extrahieren kann. Für die Behandlung des Lippenherpes kann ein hochkonzentrierter Trockenextrakt aus Melissenblättern (DEV 65–75:1; Auszugsmittel Wasser), der zum Beispiel in der Lippenherpes-Creme Lomaherpan verarbeitet ist, empfohlen werden. Forschungsergebnisse deuten darauf hin, dass die Melissen-Gerbstoffe, vor allem die Rosmarinsäure, die Vermehrung der Herpesviren hemmt. Dazu trägt man die Creme viermal täglich – idealerweise mit einem Wattestäbchen – auf die betroffenen Areale auf. Dadurch lässt das Brennen und Jucken nach, und die Bläschen heilen schneller ab. Vorsicht beim Auftragen der Creme mit den Fingern, denn die Bläschen enthalten viele Viren, die man auf andere Hautstellen verteilen kann.

Daher unbedingt die Hände waschen, am besten vor und nach dem Auftragen der Creme.

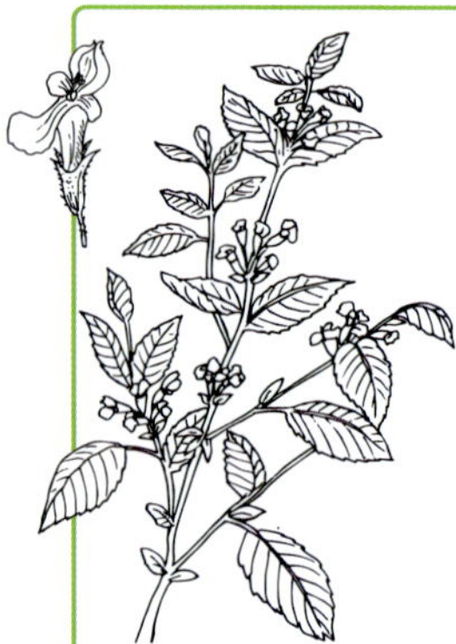

Melisse

Die Melisse (*Melissa officinalis*) wird wegen ihres zitronenartigen Dufts auch Zitronenmelisse genannt. Sie wächst als 40 bis 80 cm hohes, ausdauerndes Kraut. Ihr Name stammt von dem griechischen Wort mélissa, das Biene bedeutet. In der Tat wird sie aufgrund ihres Nektars sehr gerne von Bienen aufgesucht. Ihre Heimat ist der östliche Mittelmeerraum. Aufgrund ihrer lippenförmigen Blüten gehört die Melisse botanisch zur Familie der Lippenblütler (Lamiaceae), die als weiteres Merkmal oft einen vierkantigen Stängel besitzen.

Krebserkrankungen

Krebs entsteht, wenn sich bestimmte Teile der Erbinformation verändern. Durch diese genetischen Veränderungen können sich Krebszellen ungehemmt teilen und im Körper ausbreiten (Metastasen). Durch moderne medizinische Methoden können mittlerweile viele frühe Krebsstadien erkannt und dann oft gut behandelt werden. Für die Behandlung eines Tumors stehen verschiedene Optionen zur Verfügung: Operation, Bestrahlung und Chemotherapie. Pflanzliche Wunder-Arzneimittel, die den Krebs besiegen, gibt es nicht. Mistelpräparate können vor allem bei Brustkrebspatientinnen – natürlich in Absprache mit dem Arzt – die Lebensqualität der Betroffenen erhöhen.

Mistel

Die Mistel (*Viscum*) ist ein Halbschmarotzer: Sie ist zwar grün und betreibt eigenständig Photosynthese, ernährt sich aber auch von den Säften der Bäume, auf denen sie wächst. Die wirksamen Inhaltsstoffe der Mistel sind Eiweißsubstanzen, die sogenannten Lektine. Da Eiweiße im Magen-Darm-Trakt durch die Verdauungssäfte in ihre Bestandteile zerlegt werden, muss man zur Injektion greifen, um unserem Körper intakte Lektine zuzuführen.

Das mistelhaltige Phytopharmakon Lektinol wird bei Brustkrebspatientinnen während und nach einer Chemotherapie eingesetzt. Es enthält einen Extrakt aus Mistelzweigen und -blättern (DEV 1:1,1–1,5; Auszugsmittel Wasser), der auf eine bestimmte Menge an Mistel-Lektin standardisiert ist: Pro Injektionsampulle sind 15 Nanogramm Lektin enthalten. Zweimal pro Woche wird je eine Ampulle unter die Haut am Bauch, Oberschenkel oder Oberarm gespritzt. Bewährt hat sich eine mindestens dreimonatige Therapie, die bei Bedarf auch über Jahre fortgeführt werden kann. Forscher haben herausgefunden, dass die Mistel-Lektine bei Patienten unter Chemotherapie das Immunsystem anregen können. Dies führt zwar nicht dazu, dass der Tumor schrumpft oder der Krebs gar geheilt wird. Die Misteltherapie kann aber durchaus den Appetit, die Stimmungslage und auch die Leistungsfähigkeit verbessern, sodass die Betroffenen eine höhere Lebensqualität haben.

Verzeichnis der im Buch genannten Arzneipflanzen

Stichwortverzeichnis